Gehirntraining durch Bewegung

Herausgeber:
Deutscher Turner-Bund
Otto-Fleck-Schneise 8
60528 Frankfurt

Das Buch wurde mit freundlicher Unterstützung der DAK-Gesundheit erstellt.

WO SPORT SPASS MACHT

Deutscher Turner-Bund (Hrsg.)

Gehirntraining durch Bewegung

Wie körperliche Aktivität das Denken fördert

Claudia Voelcker-Rehage, Susanne Tittlbach,
Bettina M. Jasper & Petra Regelin

Meyer & Meyer Verlag

Papier aus nachweislich umweltverträglicher Forstwirtschaft.

Garantiert nicht aus abgeholzten Urwäldern!

Gehirntraining durch Bewegung
Wie körperliche Aktivität das Denken fördert

Bibliografische Information der Deutschen Nationalbibliothek
Die Deutsche Nationalbibliothek verzeichnet diese Publikation in der Deutschen Nationalbibliografie; detaillierte bibliografische Details sind im Internet über <http://dnb.d-nb.de> abrufbar.

© 2013 by Meyer & Meyer Verlag, Aachen
Auckland, Beirut, Budapest, Cairo, Cape Town, Dubai, Hägendorf,
Indianapolis, Maidenhead, Singapore, Sydney, Tehran, Wien

 Member of the World Sport Publishers' Association (WSPA)

Druck und Bindung: B.O.S.S Druck und Medien GmbH
ISBN 978-3-89899-795-9
E-Mail: verlag@m-m-sports.com
www.dersportverlag.de

Inhalt

VORWORT DES DEUTSCHEN TURNER-BUNDES

Wissenschaftler haben vor noch gar nicht allzu langer Zeit eine interessante Entdeckung gemacht. Bewegung trainiert nicht nur die Muskeln, die Gelenke und das Herz-Kreislauf-System, sondern auch den Kopf. Heute weiß man, dass eine gezielte körperliche Aktivierung die Leistungsfähigkeit des Gehirns fördern und den Funktionsverlust des Denkorgans im höheren Alter aufhalten kann. Inzwischen gilt es sogar als erwiesen, dass regelmäßige Bewegung das Risiko, im Alter dement zu werden, deutlich reduziert. Wer bis ins höchste Alter hinein gesund und selbstständig leben möchte, sollte sich also bewegen – nicht nur, um Muskelkraft und Beweglichkeit zu erhalten, sondern auch, um geistig fit zu bleiben.

Dieses neu entdeckte Potenzial des aktiven Sporttreibens muss nun detailliert herausgearbeitet werden, um es für Bewegungsangebote in den Turn- und Sportvereinen nutzbar zu machen. Dazu müssen die von Wissenschaftlern gewonnenen Erkenntnisse aufgearbeitet, zusammengefasst und in Praxiskonzepte und praktische Übungen sowie in Anregungen und Tipps für Übungsleiter übertragen werden. Genau dies ist das Ziel des vorliegenden Buchs.

Der Deutsche Turner-Bund möchte damit erreichen, dass die Teilnehmer in den Gruppen oder Kursen der vielen Turn- und Sportvereine von den neuen Erkenntnissen zu den Wirkungen von Bewegung auf das Gehirn profitieren und etwas für die Leistungsfähigkeit und die Gesundheit ihres Gehirns tun können. Doch nicht nur der Einzelne kann von diesem wissenschaftlich fundierten Praxiskonzept profitieren, die gesamte Gesellschaft hat etwas davon. Mit diesem Konzept leistet der Deutsche Turner-Bund einen Beitrag zur Prävention von demenziellen Erkrankungen. 200.000 Menschen erkranken Jahr für Jahr neu an Demenz, diese Problematik wird die Gesellschaft zukünftig vor große Herausforderungen stellen.

Wir bedanken uns ganz herzlich bei der Deutschen Angestellten-Krankenkasse (DAK-Gesundheit), die mit ihrer Unterstützung die Herausgabe eines solchen Buchs erst möglich gemacht hat. Die intensive und sehr fruchtbare Zusammenarbeit mit der DAK-Gesundheit ist ein gelungenes Beispiel dafür, dass das Zusammenwirken verschiedener Partner im Gesundheitswesen die Entwicklung innovativer Konzepte voranbringen kann.

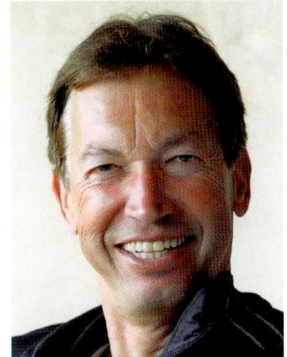

Prof. Dr. Walter Brehm
Vizepräsident
Allgemeines Turnen des Deutschen Turner-Bundes

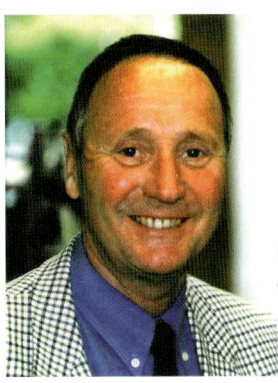

Prof. Dr. Herbert Hartmann
DTB-Verantwortlicher
für die Zielgruppe „Ältere"

VORWORT
DER DAK-GESUNDHEIT

D ie Lebenserwartung der deutschen Bevölkerung steigt stetig. Die Folge: Unsere Gesellschaft wird immer älter. Schon heute liegt der Bevölkerungsanteil der ab 65-Jährigen bei 20 %, im Jahr 2030 wird er mindestens 33 % betragen. Insbesondere das Phänomen der sogenannten *Hochalterung*, gemeint ist der Personenkreis der über 80-Jährigen, tritt stärker in den Vordergrund, von 4,1 Mio. Personen heute auf 10 Mio. im Jahr 2050. Mit zunehmendem Alter erhöhen sich andererseits Zahl und Schweregrad chronischer Erkrankungen sowie die Notwendigkeit von Pflegeleistungen. Parallel hierzu steigen die Belastungen der Sozialsysteme, insbesondere die der Kranken- und Pflegekassen. So zahlte die DAK-Gesundheit in 2009 schon durchschnittlich 5.190,- € an Behandlungskosten für Versicherte im Alter zwischen 80 und 89 Jahren.

Eine der häufigsten und folgenreichsten Erkrankungen des höheren Alters ist die Demenz. Sie zählt zur Gruppe der psychischen Erkrankungen und damit gesundheitsökonomisch zu den teuersten Erkrankungen des Gesundheitssystems. Die Kosten steigen mit dem Schweregrad dieser Erkrankung kontinuierlich an. Im Jahr 2008 wendete die DAK-Gesundheit allein 582 Mio. Euro für die Behandlung von Demenzerkrankten (Arzneimittel, Arzt, Krankenhaus) auf. In den kommenden Jahren wird, bedingt durch die demografische Entwicklung, mit einem extremen Anstieg der Kosten gerechnet. Damit entwickelt sich dieses Erkrankungsbild zu einer starken Belastung für das Gesundheitssystem.

Die moderne Gesundheitsversorgung wird ihr Augenmerk in den kommenden Jahren verstärkt darauf richten müssen, welche bislang ungenutzten Präventionspotenziale und Unterstützungskonzepte zum Erhalt von Gesundheit und Funktionsfähigkeit eingesetzt werden können. Bei zielgerichtetem Einsatz können Präventionsmaßnahmen dazu beitragen, die Entstehung von Krankheit und deren Kosten zu vermeiden bzw. den Krankheitsbeginn zu verzögern. Dazu gehört auch, dass ältere Menschen länger selbstständig bleiben, sich wohler fühlen und weniger Pflege in Anspruch nehmen. Vor diesem Hintergrund hat die DAK-Gesundheit auch das Forschungsprojekt an der Jacobs University in Bremen unterstützt, im Rahmen dessen eindrucksvoll der Zusammenhang von Bewegungsprogrammen und höherer Gehirnleistung unter Beweis gestellt werden konnte.

Bei der Umsetzung entsprechender Interventionen sind Turn- und Sportvereine wichtige Partner. Sie ermöglichen einen niederschwelligen Zugang zu den Maßnahmen und sind in fast allen Orten Deutschlands vorhanden. Ich freue mich daher, dass wir die Aktivitäten des Deutschen Turner-Bundes unterstützen können. Durch die nun vorliegenden Arbeitshilfen sowie die Weiterqualifikation der Übungsleiter im Gesundheits- und Seniorensport können die neu entdeckten Potenziale in die Praxis umgesetzt werden.

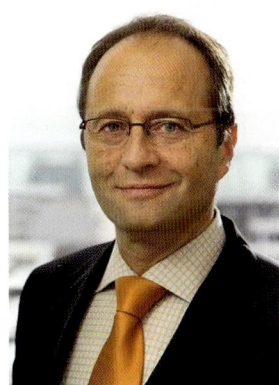

Horst Bölle
Leiter des Geschäftsbereichs
Produktmanagement

**DAK
Gesundheit**
Unternehmen Leben

VORWORT
PROF. DR. STAUDINGER

Der Mensch ist für Bewegung gemacht, aber auch für Lernen und Gemeinsamkeit. Sporttreibenden ist sicher zumindest der erste Teil dieser Aussage geläufig. Für den zweiten Teil – das Lernen – werden, wie wir seit einiger Zeit wissen, ebenfalls wesentliche Grundlagen durch sportliche Bewegung gelegt. Diese neuen Forschungsbefunde werden in diesem Buch ausführlich dargelegt. Diese sind eine einzigartige Quelle, um sich zwischen den kursierenden Mythen um Körper und Geist, um Jugendlichkeit und Alter zurechtzufinden. Sie bieten ebenso ganz praktische Anregungen, wie die Arbeit im Verein zu organisieren ist, wer als Kooperationspartner infrage kommt, welche Übungsformen wissenschaftlich am sinnvollsten sind und wie zudem die Freude an der Bewegung und an der Gemeinschaft zu fördern ist.

Für viele „bewegte Menschen" ist Sport unverzichtbar. Dennoch gilt wahrscheinlich auch für viele, dass es Tage und Zeiten gibt, in denen man wenig motiviert ist, die Laufschuhe zu schnüren oder sich auf den Weg in die Schwimmhalle zu machen, selbst wenn dort Freunde warten. Vielleicht ist es auch daher von Nutzen, zu wissen, dass man bei regelmäßigem Ausdauertraining konzentrierter über den Studienbüchern sitzen, schneller logisch schlussfolgern und sich mehr neue Vokabeln merken kann. Das gilt für Kinder, Studenten und Auszubildende, das gilt aber auch – für manche vielleicht überraschend – für ältere Menschen.

In Bremen haben 80 Menschen im Alter von 65 bis 75 Jahren ein Jahr lang 3 x die Woche für die Wissenschaft in ganz unterschiedlichen Kursen trainiert: Walken, Koordinationssport und Entspannungstraining. Forscher der Jacobs University wollten im Projekt

„Bewegtes Altern" nicht nur herausfinden, ob sie die Verbesserung der Gehirnleistung durch Sport bestätigen können, sondern auch, welche Sportart die deutlichsten Effekte hat. Effekte haben sich bei Ausdauersport, aber auch bei Koordinationstraining gezeigt.

Das menschliche Gehirn kann auch im Alter auf neue Anforderungen reagieren und sich entsprechend restrukturieren. Es ist „plastisch" – wie die Fachleute sagen. Und sportliche Aktivität scheint dabei zu helfen, dem Abbau der Gehirnleistung im Alter entgegenzuwirken.

Sportvereine sind oftmals eng in ihre Umgebung eingebunden, haben Kontakt zu Schulen und Kindergärten, zu Nachbarschaftszentren und Unternehmen. Dabei können sich für den Einzelnen Gelegenheiten bieten, etwas Neues zu lernen und auszuprobieren, aber auch neue Menschen kennenzulernen und die Gemeinschaft zu pflegen, also dem Gehirn reichhaltiges „Futter" zu liefern. Nutzen Sie diese Chancen, das Leben selbstständig in vielen Facetten zu gestalten.

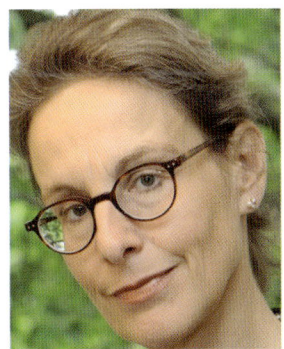

Prof. Dr. Ursula M. Staudinger
Vizepräsidentin der Jacobs University Bremen
Vizepräsidentin der Nationalen Akademie der Wissenschaften Leopoldina
Präsidentin der Deutschen Gesellschaft für Psychologie
(2008-10)

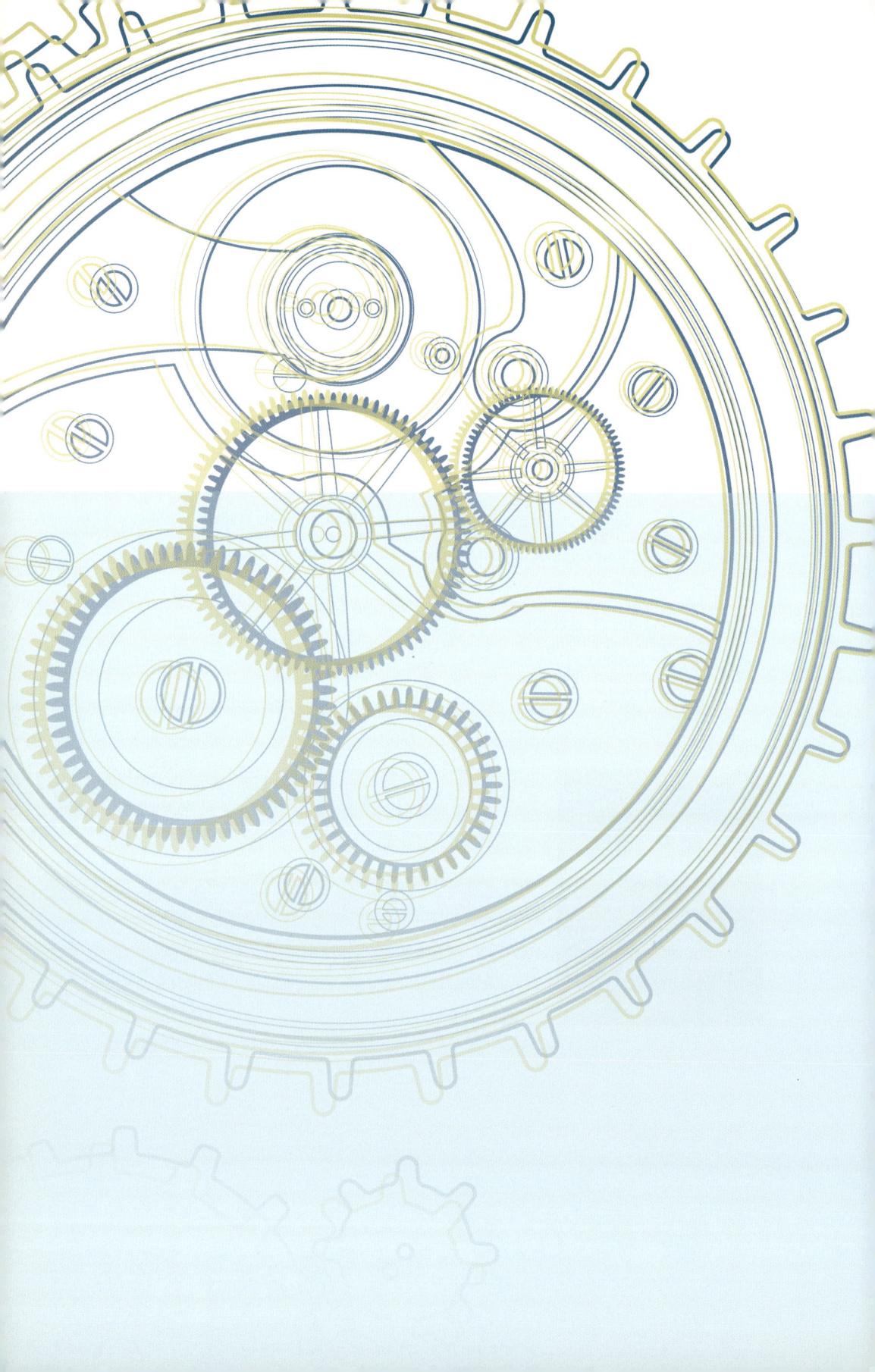

KAPITEL 1

Kapitel 1

GEHIRNTRAINING DURCH BEWEGUNG

1.1 Zur Bedeutung der Thematik

Gehirntraining durch Bewegung – das Thema dieser Broschüre ist wichtig. Es ist ein bedeutendes Thema für den einzelnen Menschen, für die Gesellschaft und auch für den Turn- und Sportverein.

Wissenschaftler haben vor noch gar nicht allzu langer Zeit herausgefunden, dass Bewegung nicht nur die Muskeln, die Gelenke und das Herz-Kreislauf-System trainiert, sondern auch den Kopf. Heute weiß man, dass spezielle Bewegungen nachweislich positive Auswirkungen auf die Gehirnfunktionen und die Gehirnstrukturen haben können. Eine gezielte körperliche Aktivierung kann die Leistungsfähigkeit des Gehirns fördern und den Funktionsverlust des Denkorgans im höheren Alter aufhalten. Dieses vor einigen Jahren neu entdeckte Potenzial aktiven Sporttreibens gilt es nun herauszuarbeiten und für Bewegungsangebote im Turn- und Sportverein zu nutzen. Dazu müssen die von

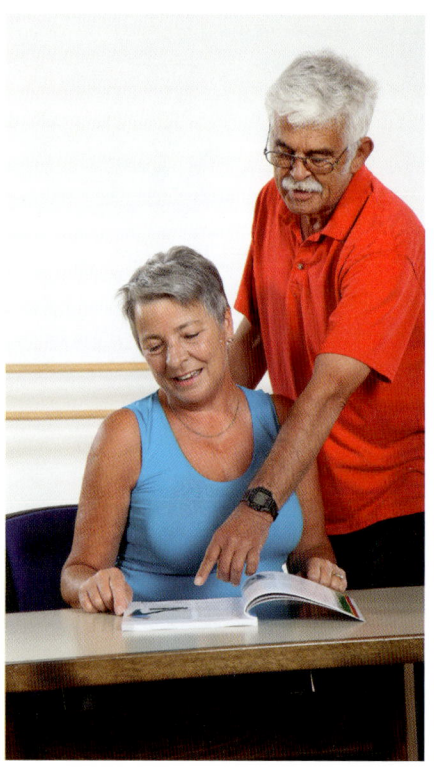

Wissenschaftlern gewonnenen Erkenntnisse aufgearbeitet, zusammengefasst und in Praxiskonzepte und praktische Übungen, Anregungen und Tipps übertragen werden. Genau dies ist das Ziel des vorliegenden Buchs.

Es geht darum, dass die Teilnehmer in den Gruppen oder Kursen der vielen Turn- und Sportvereine von den neuen Erkenntnissen zu den Wirkungen von Bewegung auf das Gehirn profitieren. Jeder Einzelne kann durch ein gezieltes Bewegungstraining die Leistungsfähigkeit seines Gehirns in speziellen Teilbereichen optimieren. Im Alter kann Bewegung dazu beitragen, einen Abbau der Gehirnleistung zu verhindern und die Lebensqualität zu erhalten. Inzwischen gilt es sogar als erwiesen, dass regelmäßige Bewegung das Risiko, im Alter dement zu werden, deutlich reduziert. Wer bis ins höchste Alter hinein gesund und selbstständig leben möchte, sollte sich also bewegen – nicht nur, um Muskelkraft und Beweglichkeit zu erhalten, sondern auch, um geistig fit zu bleiben.

Die Erkenntnisse zur Aufrechterhaltung der geistigen Fitness im Alter durch Bewegung nutzen aber nicht nur dem einzelnen Menschen, die gesamte Gesellschaft profitiert davon. Denn der Anteil der alten und sehr alten Menschen in Deutschland steigt kontinuierlich. Die aktuelle Bevölkerungsvorausberechnung des Statistischen Bundesamtes macht es ganz deutlich: Während heute nur 20 % der Bevölkerung 65 Jahre und älter sind (insgesamt 17 Millionen), werden es im Jahr 2030 mindestens 33 % aller Deutschen sein (insgesamt 22 Millionen). Insbesondere die Hochaltrigkeit wird in den kommenden Jahren stark zunehmen. Während aktuell 4,1 Millionen Menschen älter als 80 Jahre sind, werden es im Jahr 2030 schon 6,3 Millionen und im Jahr 2050 10 Millionen Menschen sein. Das ist ein Anstieg um **145 %**. Der Abbau körperlicher und kognitiver Fähigkeiten ist einer der entscheidenden Gründe, warum alte Menschen in ihrem Alltag nicht mehr allein zurechtkommen und pflegebedürftig werden. Mit Bewegung kann man also gleich „zwei Fliegen mit einer Klappe schlagen". Da Bewegung im Alter neben dem Verlust körperlicher Fähigkeiten auch vor dem Abbau kognitiver Fähigkeiten schützen kann, bekommt die körperliche Aktivierung älterer Menschen vor dem Hintergrund der demografischen Entwicklung in Deutschland und den damit einhergehenden Problemen der sozialen Sicherungssysteme eine große gesundheits- und sozialpolitische Bedeutung.

1

In Deutschland leben zurzeit etwa 1,1 Millionen Demenzkranke. Aufgrund der deutlichen Zunahme hochaltriger Menschen in den nächsten Jahren und Jahrzehnten muss man mit einem starken Anstieg demenzkranker Menschen rechnen. Die Anzahl der jährlichen Neuerkrankungen liegt zurzeit bei 200.000. Insgesamt wird sich die Zahl der Demenzkranken bis 2050 auf 2,6 Millionen erhöhen. Das ist eine Zunahme **um mehr als 100 %.**

Klartext gesprochen, heißt das: Es ist für die gesamte Gesellschaft wichtig, dass die Menschen sich regelmäßig bewegen, weil sie dadurch länger selbstständig leben können und erst später pflegebedürftig werden.

Auch aus wissenschaftlicher Sicht hat die Bedeutung der Thematik „Gehirntraining durch Bewegung" zugenommen. Das hängt vor allem damit zusammen, dass es durch neue technische Geräte (bildgebende Verfahren des Gehirns) möglich geworden ist, Veränderungen im Gehirn sichtbar zu machen. Mit der sogenannten *funktionellen Magnetresonanztomografie (fMRT)* und der *Positronenemissionstomografie (PET)* ist es möglich geworden, aktivitätsabhängige Stoffwechselvorgänge im Gehirn zu zeigen. Abhängig von der Aufgabe, kommt es in den speziellen Gehirnbereichen zu einer Veränderung des Stoffwechsels und dadurch auch des Blutflusses. Diese Veränderungen lassen sich darstellen. Über spezifische Aktivierungsmuster im Gehirn können nun Rückschlüsse auf zugrunde liegende Verarbeitungsmechanismen gezogen werden. Man kann also dem Gehirn beim Arbeiten zusehen. Dabei sieht man die Prozesse zwar nur im Groben, nicht detailliert, dennoch hat dies nicht nur der Gehirnforschung einen kräftigen Vorwärtsschub gegeben, sondern auch den Sport- und Gesundheitswissenschaften. Denn plötzlich konnten die Wissenschaftler verfolgen, welche Prozesse im Gehirn während und nach regelmäßiger körperlicher Aktivität ablaufen.

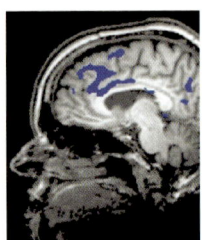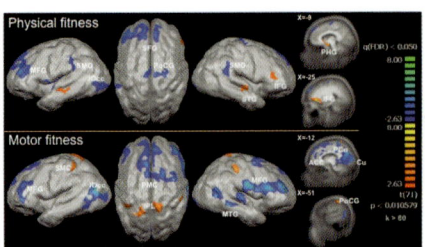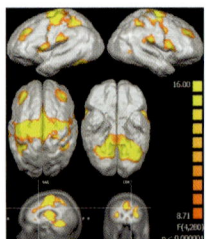

MRT-Aufnahmen des Gehirns (siehe Details im Bildnachweis S. 143)

1.2   Im Gehirn bewegt sich was

Das menschliche Gehirn ist einzigartig, unvergleichbar und hochkomplex. Es ist ein Datenspeicher mit fast unbegrenzter Kapazität. Ein flexibles Gebilde, das sich immer wieder durch neue Anregungen umstrukturiert. Ein Großrechner, der überragende Leistungen erbringen kann, der seine Funktionen bei Unterforderung aber auch auf ein Minimum zurückfährt. Über 100 Milliarden Nervenzellen, auch *Neuronen* genannt, arbeiten in unserem Gehirn. Jeder Sinneseindruck, jeder Gedanke, jede Bewegung aktiviert Nervenzellen. Diese Neuronen kommunizieren untereinander. Sie sind fein verästelt und nehmen über kleine Ausläufer (*Dendriten*) Kontakt zu den anderen Hirnzellen auf. Jede Nervenzelle ist über diesen Verbindungsmechanismus mit bis zu 10.000 anderen verbunden.

■ In unserem Oberstübchen befindet sich ein gigantisches Informationsnetz, ein Netzwerk von Nervenzellen.

Die Verbindungsstellen zwischen den Nervenzellen heißen *Synapsen*. Diese haben die Aufgabe, Informationen von einer Gehirnzelle auf die nächste zu übertragen. Die Synapsen vernetzen Gehirnzellen und spielen dadurch eine entscheidende Rolle bei der Verarbeitung, beim Abspeichern und beim Abrufen von Informationen. Ohne Synapsen funktioniert im Gehirn nichts.

Jedes gesunde Gehirn kann hervorragende Leistungen erbringen, wenn es entsprechend gefördert und trainiert wird. Der Kopf braucht vielfältige Reize und Erfahrungen, um bei Herausforderungen schnell ein passendes Netzwerk zu aktivieren, das diese Herausforderungen annehmen und die Probleme lösen kann.

1.2.1   Die Plastizität der Denkstrukturen

Wenig mehr als 20 Jahre ist es her, da glaubte man noch, dass die Gehirnstrukturen in der Kindheit aufgebaut und ausdifferenziert werden und dann während des gesamten Erwachsenenlebens genauso bestehen und erhalten bleiben. Bis zur Pubertät, so die damalige Meinung, werde alles aufgebaut und miteinander verbunden, danach sei der

Entwicklungsprozess innerhalb des Gehirns abgeschlossen – bis zum Alter. Dann folge der unaufhaltsame Abbau von Gehirnzellen und Vernetzungen, die unser Denken möglich machen. Im Alter lassen die geistigen Fähigkeiten automatisch nach – so lautete noch vor 25 Jahren die gängige Meinung der Experten, weil die Gehirnzellen langsam, aber kontinuierlich absterben.

Heute weiß man es besser: Das Gehirn ist viel flexibler und plastischer, als man es damals geglaubt hat. Abhängig von Reizen und Herausforderungen, ist es in der Lage, sich zu verändern und sich an neue Herausforderungen anzupassen. Nicht nur bis zur Pubertät bilden sich neue Strukturen, neue Verbindungen und Netzwerke, sondern das ganze Leben lang, bis ins hohe Alter hinein. Einen Stillstand der grauen Zellen gibt es nicht. Das Gehirn wird ständig umgebaut, abgebaut, neu aufgebaut. Das Gehirn wird von Geburt an ständig umgebaut, abgebaut, neu aufgebaut. Die Synapsen sind keine Verbindungen für die Ewigkeit. Auch in aktiven Nervenzellnetzwerken werden die Verbindungen laufend ab- und wieder aufgebaut.

Denn: Jede Aktivität, jede Erfahrung, jeder Sinneseindruck hinterlässt Spuren im Gehirn und verändert den Aufbau der Strukturen.

1.2.2 Veränderungen im Alter

Ähnlich wie bei den Muskeln, dem Herz-Kreislauf-System oder den Knochen beginnen die ersten Alterungsprozesse des Gehirns ab dem 30. Lebensjahr, doch wirklich spürbar werden sie für die meisten Menschen erst im höheren Alter. Noch ist nicht eindeutig geklärt, was genau den Alterungsprozess im Gehirn auslöst. Wahrscheinlich ist es eine Vielzahl von Faktoren, die dazu führt, dass die Leistungsfähigkeit des Gehirns sich im Alter verändert. Charakterisiert ist die Gehirnalterung zum Beispiel durch Gewichtsabnahme (Wasserverlust), örtliche Volumenverluste, Synapsenreduktion sowie durch Veränderungen von Botenstoffen, die für die Gehirnfunktionen eine wichtige Rolle spielen. Klar ist auch, dass sich der Alterungsprozess in erster Linie nicht darin äußert, dass – wie früher oft behauptet – Gehirnzellen absterben und nicht mehr ersetzt werden. Es bilden sich vor allem Nervenfortsätze zurück (*Dendriten*) und mit ihnen auch die *Spines*, kleine dendritische Dornfortsätze mit entscheidender Funktion.

Dendriten sind kürzere, baumartig verzweigte Nervenfortsätze, die Nervenimpulse von vorgeschalteten Nervenzellen empfangen und sie in Richtung Zellkörper weiterleiten. Dendriten sind sehr plastisch, sie wachsen gezielt auf mögliche andere Nervenzell-Kontaktpartner zu, wenn ihr Wachstum stimuliert wird. Werden sie über eine längere Zeit nicht stimuliert, bilden sie sich zurück, der Kontakt zwischen den Gehirnzellen bricht ab. Auf diesen Dendriten befinden sich kleine *Dorne* oder *Spines* (dendritische Dornfortsätze, englisch: „Hörnchen"). Sie sind ein wichtiger Ort synaptischer Übertragung, da sie die Oberfläche von Dendriten vergrößern und so dafür sorgen, dass mehr Synapsen möglich sind und entstehen. Bildlich gesprochen, wird deshalb auch gesagt, dass auf den Spines Informationen des Kurzzeitgedächtnisses „gelagert werden". Verschwinden durch Nichtgebrauch der Nervenzellen die Dendriten, dann verschwinden mit ihnen auch die Spines – und das führt zu einer Verschlechterung des Kurzzeitgedächtnisses.

Durch Inaktivität oder durch den Nichtgebrauch der Strukturen geht also im Alter die Anzahl der Dendriten, der Spines und der Synapsen zurück. Dadurch nimmt die Gesamtzahl an Synapsen ab und das wirkt sich negativ auf die kognitive Leistungsfähigkeit aus.

Besonders betroffen von der alterungsbedingten Rückbildung im Gehirn sind die Hirnareale, die für das **kurzzeitige Erinnern** (häufig auch *Arbeitsgedächtnis* genannt) und für das **Lernen** (der *Hippokampus*) zuständig sind.

Deshalb merken älter werdende Menschen ein Nachlassen ihrer kognitiven Leistungsfähigkeit in der Regel zuallererst beim kurzfristigen Erinnern und beim Erlernen neuer Inhalte.

Besonders deutlich sind die alternsbedingten Veränderungen beim Arbeitsgedächtnis, da hier die Kapazität im Zuge des Alterungsprozesses nachlässt, es zeitgleich aber auch stärker gefordert wird, da man im Alter zur Bewältigung von Aufgaben mehr Konzentration und Aufmerksamkeit benötigt. Diese verstärkte Konzentration bindet bereits eine große Kapazität des Arbeitsgedächtnisses und dadurch steht weniger für das Erinnern kurzzeitiger Informationen zur Verfügung. Diese beiden gegensätzlichen Entwicklungen verstärken sich gegenseitig und vergrößern die häufigen Konzentrations-, Aufmerksamkeits-, Merk- und Erinnerungsprobleme alter Menschen. Zum Auswählen und

Verarbeiten wichtiger Informationen bleiben dem alternden Arbeitsgedächtnis immer weniger Ressourcen zur Verfügung. Deshalb haben viele ältere Menschen das Gefühl, dass Informationen, die man sich in der Jugend problemlos merken konnte, einfach an ihnen vorbeirauschen.

Besonders große Probleme haben ältere Menschen, wenn sie gleichzeitig mehrere Aufgaben im Gedächtnis behalten und dann selektiv auf diese Informationen zurückgreifen müssen.

Durch den Abbau von Dendriten, dendritischen Dornfortsätzen, Spines und synaptischen Verbindungen verändert sich auch das Lernen im Alter: Ältere Menschen lernen nicht mehr so schnell wie jüngere etwas Neues, aber sie lernen. Wenn das Gehirn älter wird, braucht es in der Regel mehr Zeit für die Informationsaufnahme, die Informationsübertragung und -verarbeitung. Dadurch haben ältere Menschen häufig mehr Probleme, unter Zeitdruck etwas Neues zu lernen oder schon gespeichertes Wissen abzurufen.

Die geschilderten alternsbedingten Veränderungen haben jedoch nicht notwendigerweise Auswirkungen auf die Intelligenz oder auf die Flexibilität des Denkens. Heute weiß man, dass sehr alte Menschen geistig genauso fit sein können wie junge, wenn sie ihrem Kopf die notwendige geistige Anregung und ihrem Körper die notwendige Bewegung geben. Es ist sogar möglich, im hohen Alter geistig fitter zu sein als in jungen Jahren, nämlich dann, wenn man im Alter systematisch Neues lernt und dies in der Jugend versäumt hat.

Es ist nicht das Alter, das darüber entscheidet, ob sich das Gehirn entwickelt oder nicht, sondern es ist die Art und Weise, wie wir unser Leben führen, wie aktiv, wie wissbegierig und wie lernbereit wir sind. Jede Aktivität, aber auch jede Inaktivität wirkt sich im Gehirn aus. Mit jeder Fertigkeit, die wir neu erlernen, wächst die Vernetzung des Gehirns. Mit jeder Fertigkeit, die wir verlernen, sind Synapsen abgebaut worden.

Regelmäßige körperliche Bewegung und geistige Anregungen halten das Gehirn auch bis ins höchste Alter hinein fit.

1.3   Die Wirkungen von Bewegung auf das Gehirn

Bewegung spielt bei neu initiierten Entwicklungsprozessen innerhalb der Gehirnstrukturen eine wichtige Rolle. Im Folgenden sind die Wirkungen von Bewegung auf das Gehirn aufgeführt, die bisher, häufig allerdings in Tierstudien, nachgewiesen werden konnten.

1.3.1   Sauerstoffschub für geistige Frische

Lange Zeit war man der Meinung, dass die Gehirndurchblutung unabhängig von der Durchblutung des restlichen Körpers geschieht und dass deshalb durch körperliche Aktivität das Gehirn nicht intensiver durchblutet wird. In Fahrradergometeruntersuchungen des bekannten Sportmediziners Prof. Dr. Wildor Hollmann mit 25 und 100 Watt konnten jedoch erstmals signifikante regionale Durchblutungssteigerungen im Gehirn von örtlich unterschiedlicher Intensität beobachtet werden. Gleichzeitig veränderte sich der regionale Gehirnstoffwechsel qualitativ. Hollmann fand in späteren Untersuchungen heraus, dass sanfter Ausdauersport, wie zum Beispiel Spazierengehen, die Durchblutung in verschiedenen Gehirnarealen im Mittel um 20 % erhöht. Intensiver Ausdauersport, wie Joggen, steigert die Durchblutung um etwa 30 %. Diese verstärkte Gehirndurchblutung bringt mehr Sauerstoff und gleichzeitig mehr Nährstoffe in den Kopf und wirkt dadurch wie ein Energiekick für das Denken. Den Effekt hat jeder schon einmal an sich selbst gespürt, wenn man sich nach einem strammen Spaziergang an der frischen Luft im Kopf klar und aufnahmefähig fühlt. Diese Erkenntnis kann zum Beispiel bedeuten, dass sanfter Ausdauersport vor einer anstrengenden geistigen Herausforderung dazu beitragen kann, die geistigen Potenziale zu optimieren.

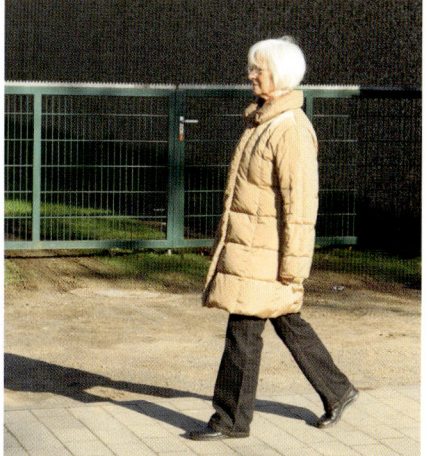

Neben Ausdauersport scheinen vor allem Bewegungen der Finger und der Muskeln rund um den Mund die lokale Versorgung *Walking*

1

des Gehirns mit Sauerstoff zu fördern. Obwohl beide Hände nur etwa 2 % der Körpermasse darstellen, sind die Hände in fast 60 % der Großhirnrinde repräsentiert. Dies ist der Grund, warum Fingerbewegungen, wie zum Beispiel Klavierspielen, Durchblutungssteigerungen zwischen 20 und 30 % bewirken. Das Gleiche ist bei Gesichtsbewegungen, also bei Veränderungen der Mimik, der Fall.

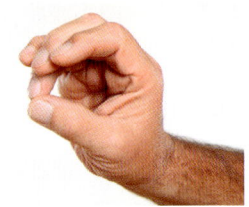

Die Bewegung der Finger fördert die lokale Versorgung des Gehirns mit Sauerstoff.

1.3.2 Bildung neuer Blutgefäße im Gehirn

Langfristig sorgt regelmäßiges Ausdauertraining dafür, dass sich nicht nur in den Muskeln und im Herzen, sondern auch im Gehirn neue, kleine Blutgefäße bilden. Diese verstärkte Kapillarisierung verbessert die Versorgung der Gehirnzellen mit Nährstoffen. Damit scheint das Gehirn ähnlich wie ein Skelettmuskel zu funktionieren, von dem bekannt ist, dass durch ein regelmäßiges Training die Nährstoffversorgung verbessert werden kann.

Wissenschaftler haben inzwischen sogar in Tierstudien herausgefunden, dass die Entstehung der neuen Kapillaren im Gehirn durch spezielle Wachstumsfaktoren ausgelöst wird. Dabei handelt es sich um den *vaskulo-endothelialen Wachstumsfaktor (VEGF)* und um den *insulinähnlichen Wachstumsfaktor (IGF-1)*. Das Spannende daran ist, dass diese beiden Wachstumsfaktoren bei körperlicher Aktivität verstärkt produziert werden. Bewegung hat also einen direkten Einfluss auf die Bildung neuer, kleiner Blutgefäße im Gehirn.

Menschen, die sich regelmäßig bewegen, schaffen sich dadurch folglich bessere physiologische Voraussetzungen für die Versorgung der Gehirnzellen mit Nährstoffen und mit Sauerstoff.

1.3.3 Stimulation von Wachstum und Verschaltung der Gehirnzellen

Regelmäßige Bewegung hat nachgewiesenermaßen Auswirkungen auf das Wachstum und die Verschaltungen der Nervenzellnetzwerke innerhalb des Gehirns. Einiges deutet darauf hin, dass Bewegung eine wichtige Voraussetzung dafür ist, dass sich das Gehirn entwickelt und dass sich Funktionen und Strukturen verändern.

Auch in diesem Fall spielt dabei die verstärkte Produktion von Proteinen (Wachstumsfaktoren) durch Bewegung eine Rolle. Bewegung stimuliert die Produktion der Proteine BDNF und IGF-1, diese Proteine fördern das Nervenwachstum. Insbesondere wird dadurch das Wachstum der Dendriten und damit auch die Neubildung von Synapsen zwischen den Nervenzellen stimuliert. Die Netzwerke des Denkens entwickeln sich weiter, verzweigen und verästeln sich, bilden neue Informationsnetze. Das Gesamtsystem des Denkens differenziert sich weiter aus und wird funktionsfähiger. Dadurch können Menschen sich noch besser auf geistige Herausforderungen einstellen und die dazu notwendigen geistigen Fähigkeiten entwickeln.

Bewegung als Stimulus für größere Vernetzung

■ Bewegung fördert die Verzweigung der Dendriten und die Bildung neuer Synapsen im Gehirn. Die Netzwerke des Denkens entwickeln sich weiter, verzweigen und verästeln sich. Es bilden sich neue Informationsnetze. Dadurch können sich die Menschen noch besser auf geistige Herausforderungen einstellen.

Am Beispiel Jonglieren konnte wissenschaftlich nachgewiesen werden, dass spezielle Bewegung das Gehirn strukturell verändert. Regelmäßiges Jonglieren mit Bällen aktiviert den Kopf so intensiv, dass die Gehirnstrukturen sich weiterentwickeln, und zwar in den Bereichen, die für das Lernen und für die Wahrnehmung von Bewegungen zuständig sind. Sobald die Testpersonen jedoch mit dem Training aufhören, entwickeln sich diese Bereiche unmittelbar wieder zurück.

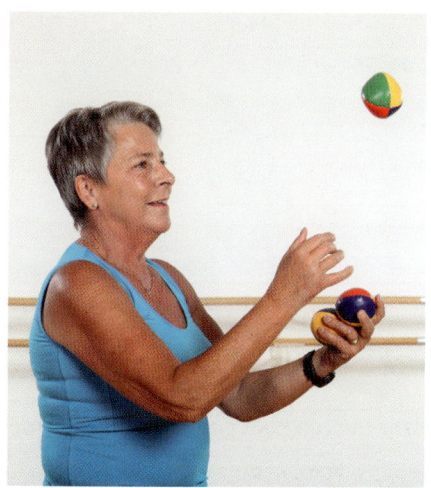

1

1.3.4   Neubildung von Gehirnzellen im Hippokampus

Ganz sicher sind sich die Wissenschaftler noch nicht, weil es bisher nur in Tierversuchen nachgewiesen werden konnte. Aber es gilt inzwischen als sehr wahrscheinlich, dass sich bei Erwachsenen in einem speziellen Bereich des Gehirns, dem Hippokampus, auch neue Gehirnzellen bilden können.

Dies tun sie, wenn sie durch körperliche Aktivität dazu angeregt werden.

Dabei ist der Hippokampus ein ganz besonderes Gehirnareal, denn es ist das Tor zum Gedächtnis und in alle Lernvorgänge zentral eingebunden.

Hier wird die Entscheidung getroffen, ob eine Information überhaupt gespeichert wird. Im Hippokampus findet die Überführung von Faktenwissen, episodischen Erinnerungen oder räumlicher Orientierung ins Langzeitgedächtnis statt. Der Hippokampus ist Teil des *limbischen Systems*, jenem Gehirnareal, welches für emotionale Funktionen zuständig ist. So wird gewährleistet, dass emotionale Bewertungen einer Information darüber entscheiden, ob eine Information ins Langzeitgedächtnis aufgenommen wird oder nicht. Insgesamt ist der Hippokampus die Gehirnregion, die bei allen Lernvorgängen zentral eingebunden ist, wahrscheinlich mit koordinierender Funktion.

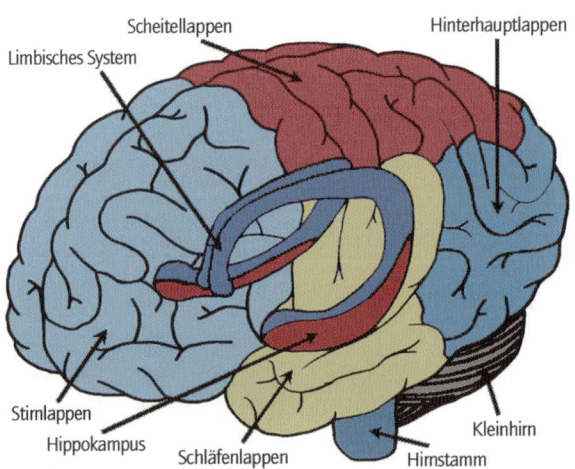

Die Neubildung von Neuronen bei Erwachsenen und älteren Menschen im Hippokampus ist möglich!

■ In dem für das Lernen und das Gedächtnis so entscheidenden Hirnareal, dem Hippokampus, können sich unter bestimmten Voraussetzungen auch bei erwachsenen und älteren Menschen neue Gehirnzellen bilden.

Die spannende Frage ist nun: Welche Voraussetzungen sind notwendig, damit sich im Hippokampus neue Gehirnzellen bilden?

Die sogenannte *Adulte Neurogenese*, also die Neubildung von Gehirnzellen im Erwachsenenalter, wird dann in Gang gesetzt, wenn Menschen aktiv sind. Bisher ist es nur in Tierversuchen gelungen, Ergebnisse zu erzielen, die diese Aussage konkretisieren können.

Dazu sind von der Forschergruppe um Gerd Kempermann aus Dresden Experimente mit ausgewachsenen Mäusen durchgeführt worden: In Versuch 1 wurden Mäuse körperlich aktiviert, indem man ihnen ein Laufrad in den Käfig gestellt hat, das sie aufgrund ihres natürlichen Bewegungsdrangs auch ausgiebig nutzten. In Versuch 2 wurden die Mäuse zusätzlich kognitiv stimuliert, indem man ihnen eine reizreiche Umgebung mit einem großen Käfig, vielen Spielsachen und mehreren Artgenossen angeboten hat. Eine dritte Vergleichsgruppe wurde in normalen Laborkäfigen gehalten.

Die Gehirne der unterschiedlich gehaltenen Mäuse wurden danach seziert und die Gehirnzellen gezählt: Bei den ausgewachsenen Mäusen der Versuche 1 und 2 wurden im Hippokampus mehr neue Gehirnzellen gezählt als bei den Tieren, die in normalen Laborkäfigen gehalten wurden.

1

Besonders interessant ist, dass diese Zunahme an Gehirnzellen auf unterschiedliche Art und Weise zustande gekommen ist: Bei den körperlich aktivierten Mäusen war der Effekt auf eine verstärkte Teilungsaktivität der Stamm- und Vorläuferzellen, die dann neue Gehirnzellen hervorbringen, zurückzuführen.

Bei den Mäusen, die zusätzlich in der reizreichen Umgebung gehalten wurden, wurde das Überleben der im Überschuss produzierten neuen, unreifen Vorläuferzellen gefördert.

Das bedeutet: Bewegung fördert die Neuentstehung von Gehirnzellen im Hippokampus bei ausgewachsenen Mäusen dadurch, dass neue, unreife Vorläuferzellen gebildet werden. Geistige Anregung fördert die Neuentstehung von Gehirnzellen dadurch, dass diese unreifen Vorläuferzellen überleben und ausreifen und in neuronale Netzwerke eingebunden werden. Nur diejenigen neu produzierten Gehirnzellen überleben, die starke synaptische Verbindungen mit anderen Gehirnzellen eingegangen sind. Die anderen sterben ab. In der Regel überleben nur etwa 10-50 % der neu gebildeten Zellen. Eine reizreiche Umgebung und kognitive Stimulation führt also zu einem Überleben der durch körperliche Aktivität verstärkt gebildeten neuen Neurone.

Bewegung fördert die Neubildung von Neuronen im Hippokampus

■ In Tierversuchen ist festgestellt worden, dass sich durch körperliche Aktivität neue, unreife Vorläuferzellen im Hippokampus bilden. Diese Vorläuferzellen überleben und reifen aus, wenn sie durch eine kognitive Stimulierung starke synaptische Verbindungen mit anderen Gehirnzellen eingehen.

1.3.5 Bewegung hält das Gehirn jung

Ältere Menschen profitieren ganz besonders von den positiven Wirkungen, die Bewegung auf das Gehirn hat, denn durch Bewegung können die typischen inaktivitätsbedingten Veränderungen der Gehirnfunktionen im Alter ausgeglichen werden. Regelmäßige Bewegung im Alter kann die Leistungsfähigkeit des Gehirns fördern. Es wird vermutet, dass der typische Abbau von Dendriten und damit auch von Synapsen und Nervenzellverbindungen im hohen Lebensalter durch Bewegung verlangsamt oder sogar aufgehalten wird. Die Hirndurchblutung verbessert sich – ausgelöst durch die Bildung neuer Blutgefäße und die Bildung neuer Nervenzellverbindungen. Spezifische

Formen von körperlichem Training steigern nachweislich die Aufmerksamkeit, das Denkvermögen und die Gedächtnisleistung im Alter.

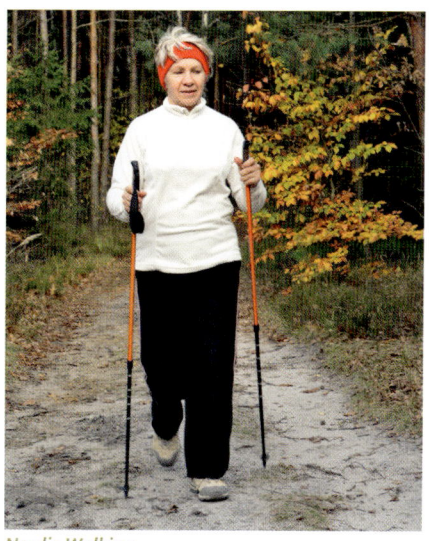

Nordic Walking

Spezielles körperliches Training verbessert das Denkvermögen und das Gedächtnis

■ Im Alter steigert körperliches Training nachweislich die Aufmerksamkeit, das Denkvermögen und die Gedächtnisleistung.

Wissenschaftler haben festgestellt, dass alte Menschen in der Regel für die Erledigung geistiger Leistungen größere Gehirnareale einsetzen müssen als junge Menschen. Das bedeutet, sie brauchen einen größeren geistigen Aufwand oder mehr kognitive Ressourcen, um die gleiche Leistung erbringen zu können. Dies gilt jedoch nicht für alte Menschen, die regelmäßig Ausdauersport treiben. Bei den alten Sportlern konnten diesbezüglich keine oder nur geringe Unterschiede im Gehirn im Vergleich zu jungen Sportlern festgestellt werden.

Das bedeutet: Bewegung hält den Kopf jung, weil Bewegung optimale Voraussetzungen dafür schafft, dass das Gehirn weiterhin so effektiv arbeiten kann wie in jüngeren Jahren.

1

Schon 2-3 beanspruchende Spaziergänge pro Woche von je 45 min Dauer lassen diese Effekte erkennen. Wer sich regelmäßig bewegt, tut damit aktiv etwas gegen den Abbau geistiger Fähigkeiten im Alter.

Regelmäßige Bewegung im Alter hält das Gehirn jung!

Außerdem konnten Effekte körperlicher Aktivität auf die anatomische Struktur des alternden Gehirns nachgewiesen werden. Unter dem Mikroskop ist das Gewebe des Gehirns und des Rückenmarks unterschiedlich hell erkennbar. Größere Mengen von nah beieinanderliegenden Nervenzellkörpern, wie sie in der Hirnrinde zu finden sind, erscheinen grau. Sie werden deshalb auch als *graue Substanz* bezeichnet. Die *weiße Substanz* besteht hingegen aus den Nervenfasern und,-bahnen. Normalerweise zeigt das menschliche Gehirn kontinuierlich – schon etwa ab dem 30. Lebensjahr – einen Rückgang der grauen und weißen Substanz. Mitarbeiter des Beckman Institutes in Illinois (USA) haben mit hochauflösenden bildgebenden Verfahren deutliche Rückgänge in der Gewebedichte des Gehirns in Abhängigkeit vom Alter zeigen können, und zwar in fast allen Kortexregionen. Allerdings waren die Verluste bei älteren Personen mit guter Ausdauerleistungsfähigkeit deutlich geringer ausgeprägt, unabhängig von anderen Einflussfaktoren wie Alkohol- und Kaffeekonsum, Hormontherapie, Bildungsniveau oder Bluthochdruck. Diese Ergebnisse zeigen einen Zusammenhang zwischen der Ausdauerleistungsfähigkeit und der weniger starken Degeneration der Nervenzellen und deren Verbindungen im Alter. Sie belegen einmal mehr die Bedeutung körperlicher Aktivität für die Funktionserhaltung des Geistes im Alter.

1.3.6   Bewegen reduziert das Demenzrisiko

Körperliche Aktivität hat nicht nur Auswirkungen auf die Leistungsfähigkeit des Gehirns, sondern auch auf die Gehirngesundheit. Inzwischen gilt es als erwiesen, dass regelmäßige Bewegung das Gehirn vor demenziellen Erkrankungen, wie zum Beispiel vor der Alzheimerkrankheit, schützt.

Wissenschaftler der Harvard School of Public Health in Boston beispielsweise untersuchten den Zusammenhang von Bewegung und Demenz an 18.000 Frauen zwischen 70 und 80 Jahren. Sie stellten fest, dass die körperlich aktiven Frauen ein um 20 % geringeres Risiko hatten, dement zu werden, als die nicht aktiven Testpersonen. Einen besonders guten Schutz vor dem Ausbruch einer demenziellen Erkrankung hatten die Frauen, die mindestens 1,5 Stunden pro Woche spazieren gingen.

Die Charakteristika eines erkrankten Gehirns sind kognitive Leistungsverluste, die durch die Abnahme von Dendriten und synaptischen Verbindungen sowie durch die Abnahme an Hirnmasse im Bereich der Hirnrinde hervorgerufen werden. Körperliches Training kann dem Ausbruch einer Gehirnerkrankung vorbeugen.

Hollmann führte bereits 1994 eine Studie durch, in der er Personen mit Alzheimererkrankung und gesunde ältere Menschen untersuchte. Er stellte fest, dass die älteren Menschen, die an Alzheimer erkrankt waren, in ihrem mittleren Lebensabschnitt deutlich weniger körperlich aktiv waren als die gesunden Teilnehmer.

Das bedeutet, dass eine regelmäßige körperliche Aktivität selbst im mittleren Lebensalter, also zwischen 30 und 60 Jahren, Auswirkungen auf das Demenzrisiko im hohen Lebensalter haben kann. Wer sich in der Lebensmitte regelmäßig bewegt, entwickelt dadurch einen Schutzmantel für das Gehirn. Es wird vermutet, dass sich durch die Bewegung spezielle Schutzfaktoren entwickeln. Dadurch kann sich das Gehirn länger gegen den Ausbruch einer Gehirnerkrankung zur Wehr setzen.

Obwohl regelmäßiges Fitnesstraining im mittleren Lebensalter ein Schutzfaktor für den Ausbruch einer demenziellen Erkrankung ist, ist es wichtig, auch im hohen Alter nicht inaktiv zu sein oder zu werden. Man konnte nachweisen, dass etwa ein Fünftel der jeweils vorhandenen Hirnstrukturen nicht älter als zwei Jahre ist. Das bedeutet aber auch, dass sich große Teile des Gehirns innerhalb von zwei Jahren umstrukturieren und damit auch bei Nichtbeanspruchung abbauen.

1

Stretching bringt nichts fürs Gehirn

Nicht jede Bewegung hat positive Auswirkungen auf das Gehirn. In den nachfolgenden Kapiteln wird detailliert vorgestellt, welche motorische Aktivität welche Auswirkung auf den Kopf hat.

Nicht ausgeführt sind solche Bewegungen, die keine bzw. nur eine geringe Aktivierung des Herz-Kreislauf-Systems und des Stoffwechsels bewirken. In Untersuchungen ist eindeutig festgestellt worden, dass Stretching und Entspannungstraining keine spezifischen Auswirkungen auf das Gehirn haben.

In diesem Buch sind keine Ausführungen zum Krafttraining gemacht worden. Das hängt damit zusammen, dass es bisher nur einzelne aktuelle Studien gibt, die nachweisen, dass sich Krafttraining positiv auf das Gehirn auswirkt. Erste Ergebnisse deuten darauf hin, dass durch ein mindestens 2 x wöchentliches Krafttraining (1 x wöchentlich zeigt keinen Effekt) ähnliche Effekte auf die Gehirnfunktionen erzielt werden können wie durch ein Ausdauertraining. Allerdings konnten wir zum jetzigen Zeitpunkt keine konkreten Aussagen zum Gehirntraining durch Krafttraining machen.

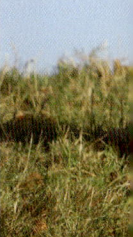

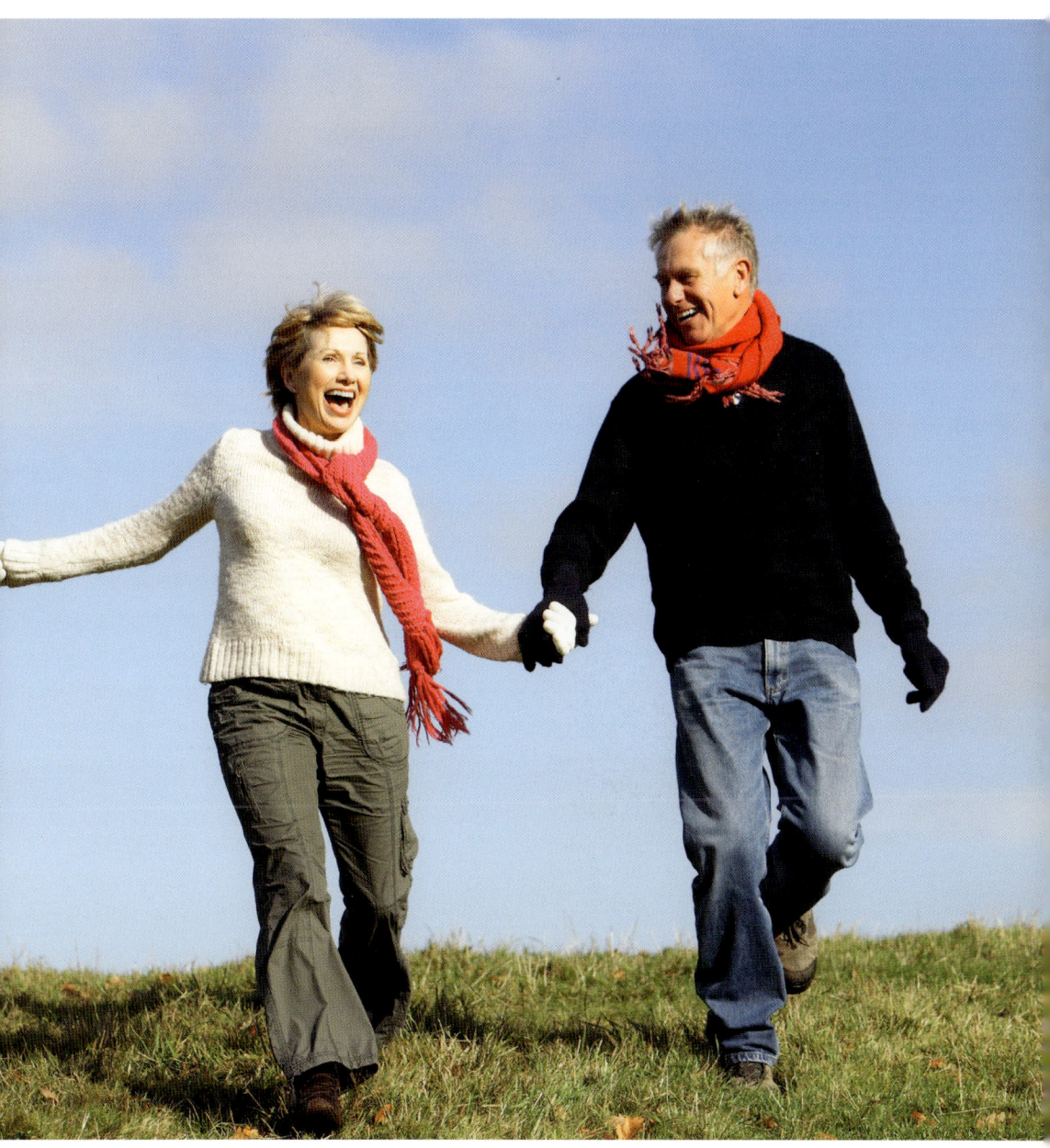

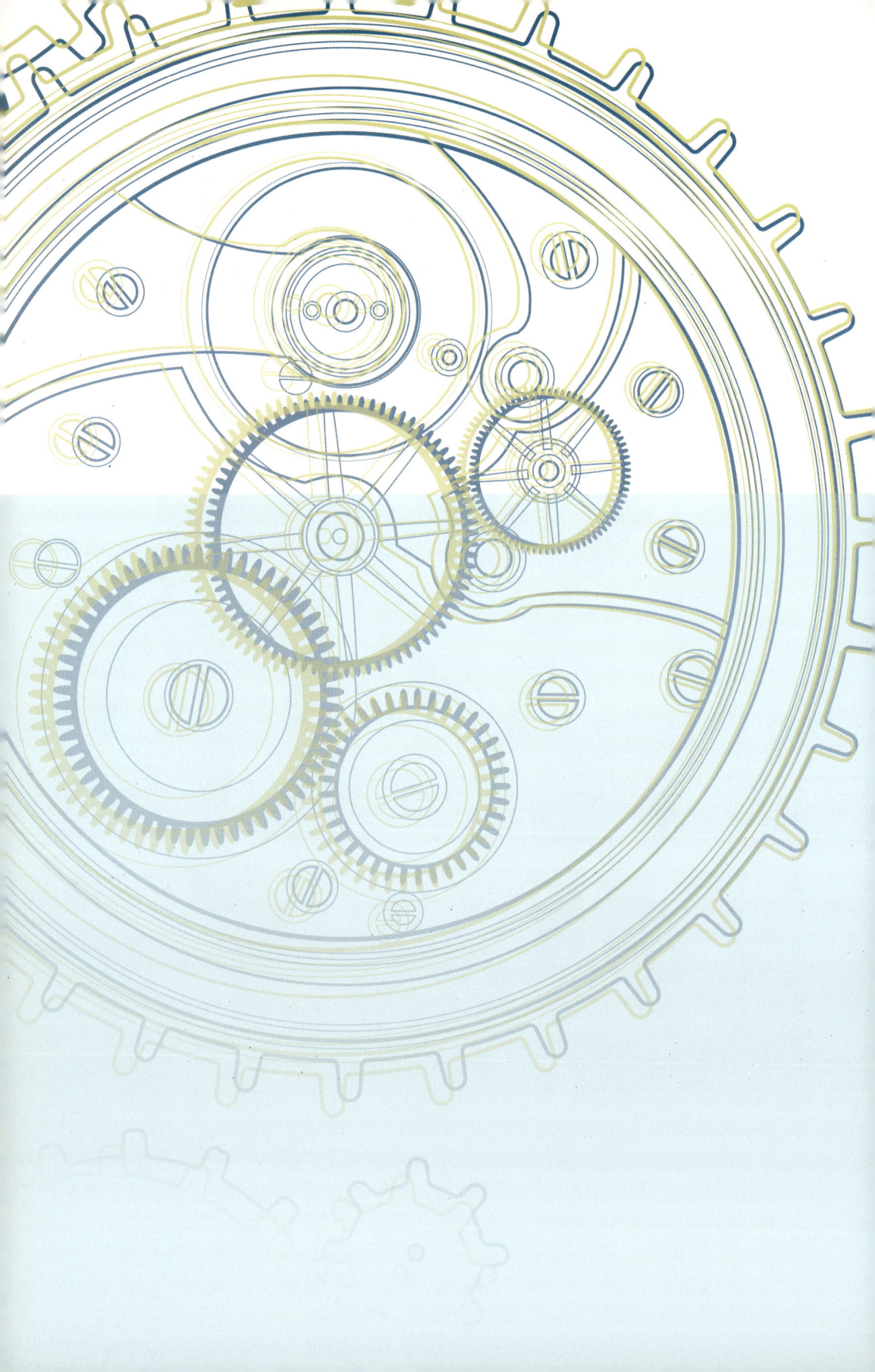

KAPITEL 2

Kapitel 2

KOORDINATIONSTRAINING FÜR DEN KOPF

2.1 Effekte eines Koordinationstrainings auf den Kopf

Eine Forschergruppe des Jacobs Centers für Lebenslanges Lernen von der Jacobs University Bremen konnte zeigen, dass Koordinationstraining die kognitive Leistung älterer Menschen nachweisbar positiv beeinflusst. Die Teilnehmer des Koordinations- und Gleichgewichtstrainings trainierten ein Jahr lang 3 x pro Woche und zeigten nach Abschluss der Studie bessere Leistungen in der Aufmerksamkeitssteuerung als vorher.

Durch das Koordinationstraining wurde insbesondere die Fähigkeit zur räumlichen Wahrnehmung gestärkt. Dies konnte anhand von veränderten Gehirnaktivierungsmustern der Probanden gezeigt werden. Koordinationstraining beeinflusst insbesondere die Aktivierungsmuster in den parietalen (seitlichen) Hirnbereichen, welche an der visuellen Wahrnehmung und räumlichen Orientierung beteiligt sind.

Auch Studien mit Kindern und Personen mit leichtem Schädelhirntrauma liefern Hinweise auf positive Effekte eines Koordinationstrainings für die kognitiven Funktionen. Zu erklären ist dies folgendermaßen: Koordination erfordert übergeordnete Wahrnehmungsprozesse, die zur Zuordnung von bestimmten Sinneseindrücken zu entsprechenden Handlungen notwendig sind. Koordinationstraining fördert deshalb auch die Orientierung des Körpers im Raum und eine ständige Körper- und Haltungskontrolle.

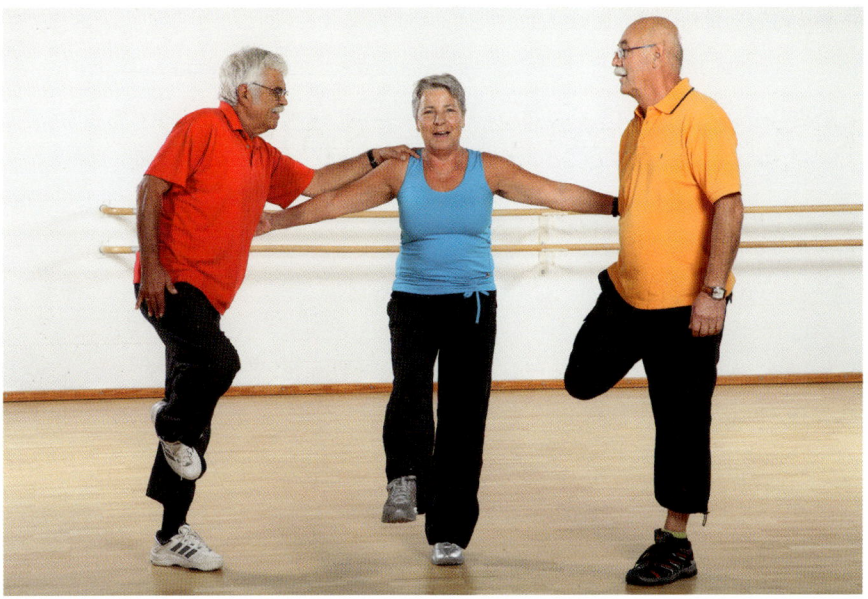

Der Zusammenhang von Koordination und Aufmerksamkeit

■ Koordination steht in enger Verbindung mit kognitiven Aufgaben, die die Aufmerksamkeit und die Fähigkeit zum Umgang mit visuellen und räumlichen Informationen fordern.

Auf Basis von Tierexperimenten werden unterschiedliche Ursachen für die Effekte körperlicher Aktivität auf die kognitive Leistungsfähigkeit diskutiert. Henriette van Praag und Fred H. Gage von der Universität La Jolla in Kalifornien stellten beispielsweise an Mäusen fest, dass ein motorisches Koordinationstraining das Austreiben und die Neubildung von Nervenverbindungen (Synapsen) fördert.

2

2.1.1   Was ist Koordination?

Neben Ausdauer und Kraft gilt die **Koordination** als die dritte motorische Basisfähigkeit. *Koordinieren* bedeutet ganz allgemein, etwas in ein Gefüge einbauen, etwas aufeinander abstimmen bzw. etwas nebeneinanderstellen. Unter *Bewegungskoordination* versteht man alle Prozesse, die der Regulation von ziel- und zweckgerichteten Bewegungen dienen. Der koordinative Prozess ist ein komplexes System von Informationsaufnahme (Wahrnehmung), Informationsverarbeitung (einschließlich der kognitiven Prozesse), Informationsspeicherung (Gedächtnis, Erfahrung) und Informationsabgabe (Bewegungssteuerung). Es geht um das geordnete Zusammenwirken von sensorischer Informationsaufnahme, Nervensystem und Muskeln.

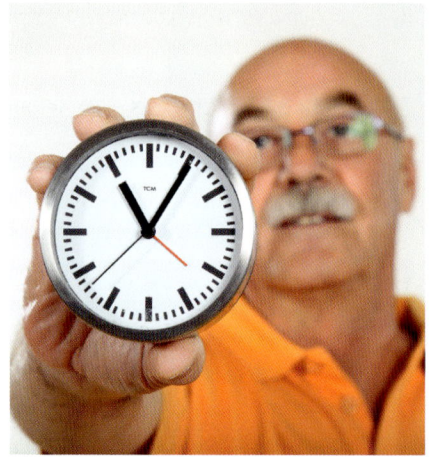

Fähigkeit zur Koordination unter Zeitdruck

Die Koordination kann durch ein gezieltes Training verbessert werden. Zwei elementare Bereiche, in denen ein solches Training ansetzt, sind die **Fähigkeit zur Koordination unter Zeitdruck** und die **Fähigkeit der Koordination unter Präzisionsbedingungen**. Dabei stellt der Präzisionsdruck Anforderungen hinsichtlich der **Bewegungsgenauigkeit** (Verlaufs-/ Ergebnisgenauigkeit). Der Zeitdruck stellt Anforderungen an die **Bewegungsgeschwindigkeit**. Diese beiden Aspekte spiegeln sich unterschiedlich stark in den einzelnen Übungen wider. Die im Folgenden vorgenommene Unterteilung der Übungen in „Balancieren", „Reagieren" und „Differenzieren" dient in diesem Buch vor allem zur besseren Strukturierung. Der Übergang zwischen den einzelnen Bereichen ist jedoch in den meisten Fällen fließend.

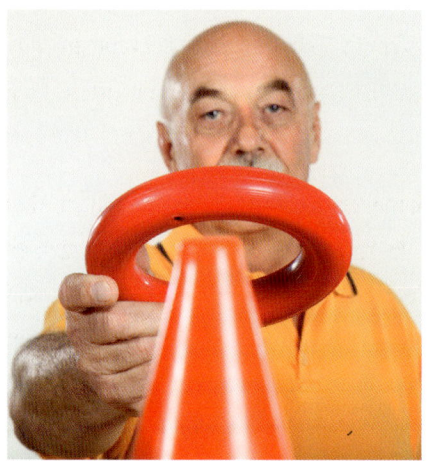

Fähigkeit zur Koordination unter Präzisionsbedingungen

2.1.2 Methodik des Koordinationstrainings

Damit das Koordinationstraining wirkungsvoll ist, ...

- sollte es von den Teilnehmern als schwierig empfunden werden;
- sollte es möglichst variantenreich und vielfältig sein;
- sollten die Variationen so gestaltet sein, dass die Aspekte der Genauigkeit und des Zeitdrucks beachtet werden – und auch Anforderungen an die Komplexität gestellt werden;
- sollte der methodische Aufbau vom Leichten zum Schwierigen und vom Einfachen zum Komplexen erfolgen; ·
- sollten die Übungen als so schwierig empfunden werden, dass die Teilnehmer an die Grenzen ihres Könnens gelangen.

2.2 Das Gleichgewicht trainieren

Das Gleichgewicht ist die Fähigkeit des Körpers, in jeder Position oder Aktion eine stabilisierte, aufrechte Haltung und eine zielgerichtete Bewegung zu ermöglichen. Das Gleichgewicht wird über mehrere Wahrnehmungssysteme gesteuert – über die Augen, über das Gleichgewichtsorgan im Innenohr und über Messfühler in den Muskeln, den Gelenken und der Haut. Alle Informationen aus diesen drei Wahrnehmungssystemen werden ins zentrale Nervensystem geleitet, also ins Gehirn und ins Rückenmark, und dort verarbeitet. Als Reaktion wird dann die Muskulatur so eingesetzt, dass das Gleichgewicht aufrechterhalten werden kann.

Die Fähigkeit, das Gleichgewicht aufrechtzuerhalten, lässt mit fortschreitendem Alter oder aufgrund von Bewegungsmangel nach. Es kann gezielt trainiert werden, zum einen, um die Balance wieder zu verbessern oder zu erhalten, aber auch, um positive Wirkungen auf das Gehirn zu erreichen. Dazu muss der Körper in eine Situation gebracht werden, die das Gleichgewicht herausfordert. Dabei müssen alle drei Wahrnehmungssysteme gleichzeitig ausreichend Informationen liefern, die ans Gehirn weitergeleitet werden. Dann veranlasst das Gehirn eine Ausgleichsbewegung, die das Gleichgewicht sichert.

Beim Gleichgewichtstraining wird eins der drei Wahrnehmungssysteme ausgeschaltet, irritiert oder besonders herausgefordert, sodass nun die anderen Systeme besonders intensiv arbeiten müssen, um dieses Defizit zu kompensieren. Das Gehirn gleicht den Verlust an Informationen aus, indem es die anderen Informationskanäle stärker nutzt. Der entscheidende Trainingseffekt ist also, dass das Gehirn lernt, fehlende Informationen aus den Wahrnehmungssystemen durch Informationen aus anderen Bereichen auszugleichen.

Das Gleichgewichtstraining sollte nicht mehr als maximal 20 min dauern, eine Übung zwischen 10 und 30 s. Nach jeder Übung sollten die Teilnehmer die Beine ausschütteln und lockern.

Im Folgenden sind verschiedene Balanceübungen dargestellt – methodisch aufgebaut vom Leichten zum Schwierigen. Der Übungsleiter beginnt das Training in der Ausgangsposition „Stabiler Stand", geht dann, sobald die Teilnehmer diese Übungen beherrschen, über zur nächsten, schwierigeren Ausgangsposition „Gleichgewichtstraining im Stand in Verbindung mit verstärkter Oberkörperaktivität" und kommt schließlich zum „Gleichgewichtstraining in der räumlichen Fortbewegung". Sobald eine Stufe sicher beherrscht wird, kann zur nächsten Stufe übergegangen werden. Für alle Übungen gilt: Sobald die Teilnehmer glauben, den Halt zu verlieren, wird die Übung abgebrochen.

Ausgangspositionen – vom Leichten zum Schwierigen

1. Gleichgewichtstraining im „Stabilen Stand"
2. Gleichgewichtstraining im Stand in Verbindung mit verstärkter Oberkörperaktivität
3. Gleichgewichtstraining in der räumlichen Fortbewegung

Zur weiteren Differenzierung und zur zusätzlichen Erhöhung der Schwierigkeit können die folgenden Zusatzherausforderungen auf allen drei methodischen Stufen ergänzt werden:

Zusatzherausforderungen des Gleichgewichtstrainings

1. Reduktion der Standfläche (geschlossener Stand, Tandem-stand, Einbeinstand)
2. Einschränkung oder Irritation der sensorischen Information (geschlossene Augen, labile Unterlage, Drehung des Kopfs)
3. Weitere Zusatzaufgaben, zum Beispiel einen Ball hochwerfen und fangen, während man auf einem Bein steht.

2.2.1   Übungen im „Stabilen Stand"

Basisübung: Auf beiden Beinen im Leben stehen

Mit dieser Basisübung soll das Bewusstsein für den Körper und seine Position im Raum gestärkt und der Gleichgewichtssinn geschärft werden. Die Übenden stellen sich an ei-

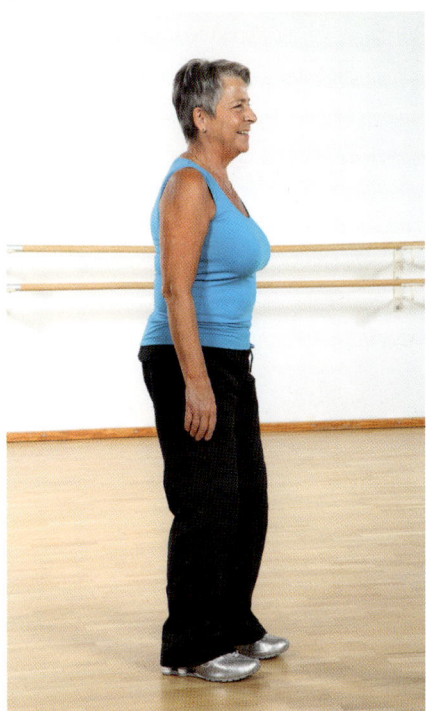

nem beliebigen Ort auf. Die im Verlauf des Lebens verinnerlichte Standardposition soll bewusst gemacht werden. Wie ist das subjektive Empfinden hinsichtlich Sicherheit und Annehmlichkeit dieser Stellung? Für die Beantwortung dieser Fragen sollte man sich Zeit nehmen.

Anschließend erfolgt ein bewusstes Spiel mit verschiedenen Körperhaltungen und den einhergehenden Veränderungen:

1. allmähliches Vorbeugen,
2. Drehungen des Oberkörpers,
3. Seitneigungen,
4. leichtes Bücken,
5. in die Knie gehen usw.

Auf beiden Beinen im Leben stehen

2

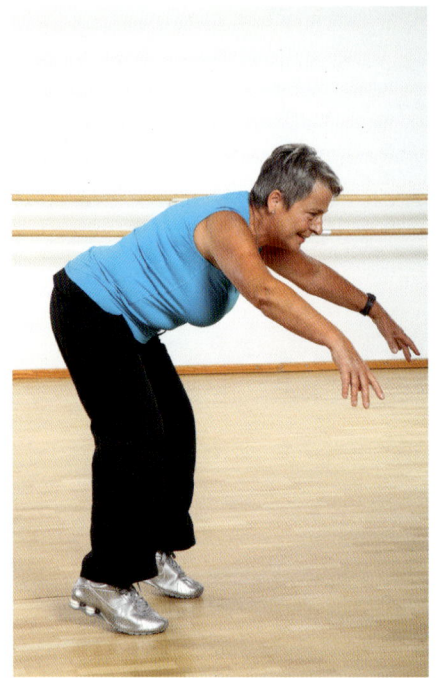

Allmähliches Vorbeugen

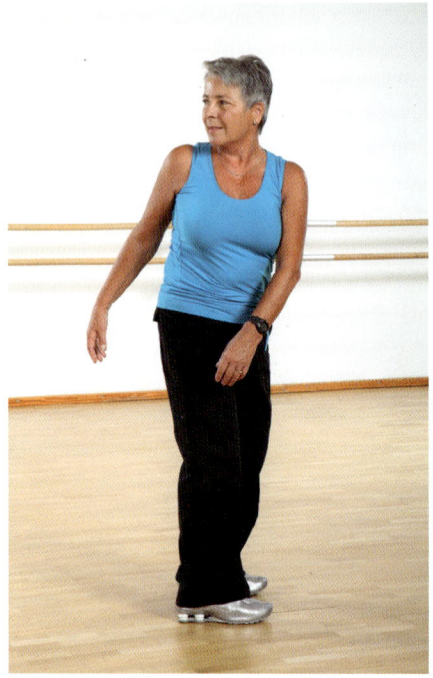

Drehung des Oberkörpers

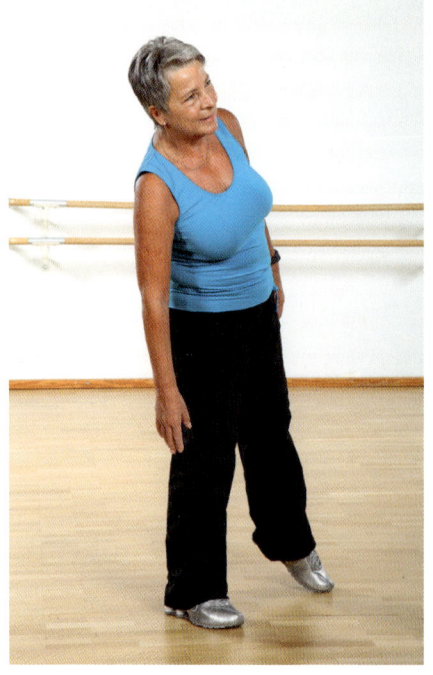

Seitneigung

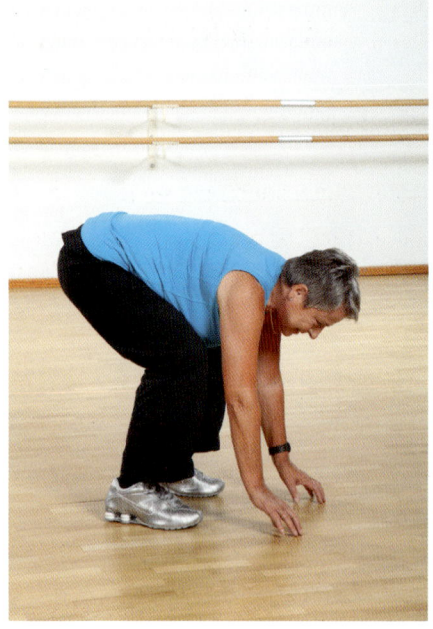

Leichtes Bücken

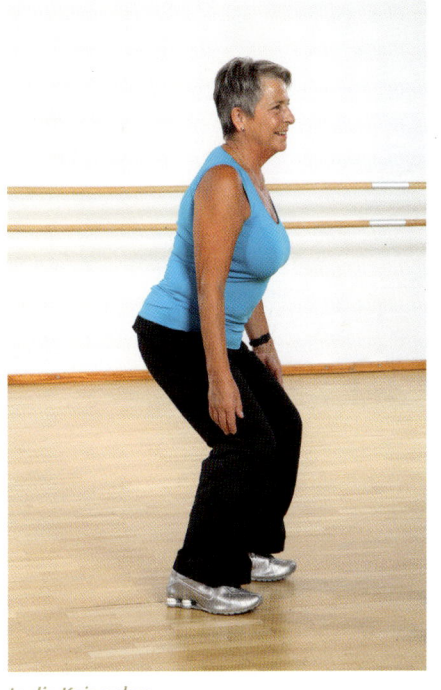

In die Knie gehen

Es geht hier nicht darum, eine Idealposition vorzuschreiben, sondern die Auseinandersetzung mit dem eigenen Körper zu fördern und das persönliche Empfinden als einen geeigneten Indikator dafür anzuerkennen, was „gut" ist.

2.2.2 Verstärkte Oberkörperaktivität

Rumpfbeugen

In der Standposition die Arme zur Decke hochheben. Dann den Körper nach vorne beugen und die Hände zu den Füßen führen. Die Teilnehmer schauen bei der Bewegung in Richtung der Hände (zur Decke/zum Boden).

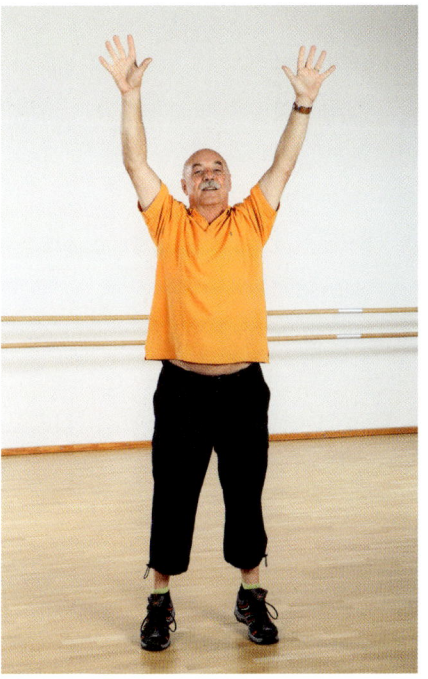

Arme strecken – Rumpf beugen

Weit nach vorne reichen

Die Teilnehmer versuchen, aus der Standposition mit einer Hand möglichst weit
nach vorne zu reichen. Oberkörper und
Schulter werden dabei leicht nach vorne
geneigt. Abwechselnd auf beiden Seiten
üben.

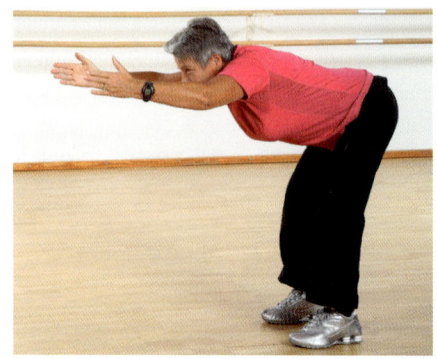

Weit nach vorne reichen

2.2.3 Räumliche Fortbewegung

Varianten des Gehens

Diese Übungen sollten nach Möglichkeit
ohne Hilfe etwa 30 s lang ausgeführt werden.

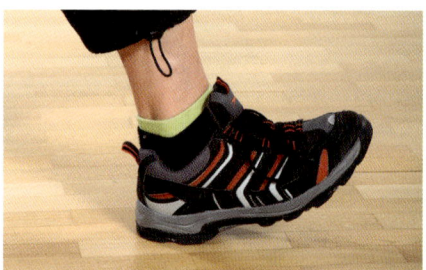

Den Fuß abrollen

- Betont langsames Gehen, dabei ver-
  suchen die Teilnehmer, bei jedem
  Schritt von der Ferse zur Fußspitze
  abzurollen.
- Bei jedem Schritt kurz stehen bleiben
  (wie ein Roboter).
- Mit betont großen Schritten gehen.
- Die Teilnehmer drehen sich beim Ge-
  hen nach links und rechts über die
  Schulter um.

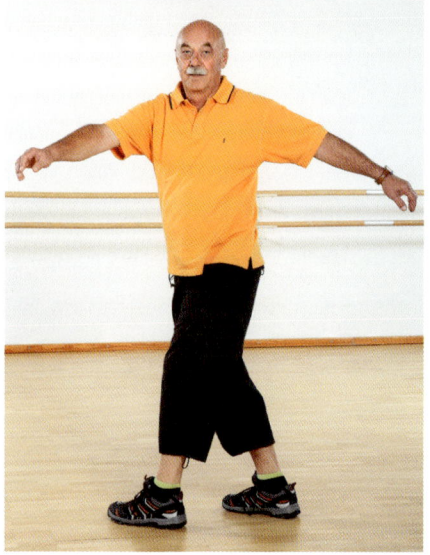

Gehen mit Oberkörperdrehung

- Während des Gehens hoch zur Decke schauen und anschließend hinunter zum Boden.
- Beim Gehen um die eigene Achse drehen. Dazu jeweils stehen bleiben oder die Drehbewegung während der Gehbewegung probieren.
- Während des Gehens mit den Augen einen großen Kreis beschreiben: von der Decke über die Wände und den Boden.
- Die Teilnehmer steigen beim Gehen über unsichtbare Hindernisse. Dabei bestimmen die Teilnehmer selbst die Anzahl der Hindernisse und ihre Größe.
- Seitwärts mit kleinen oder großen Anstellschritten gehen.
- Die Teilnehmer gehen einige Schritte mit geschlossenen Augen. Sie verlängern, je nach Sicherheit, die Anzahl der Schritte.

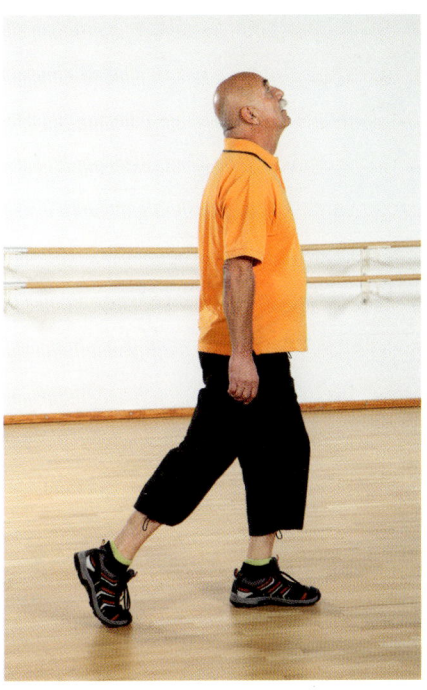

Gehen mit Blickrichtungswechsel

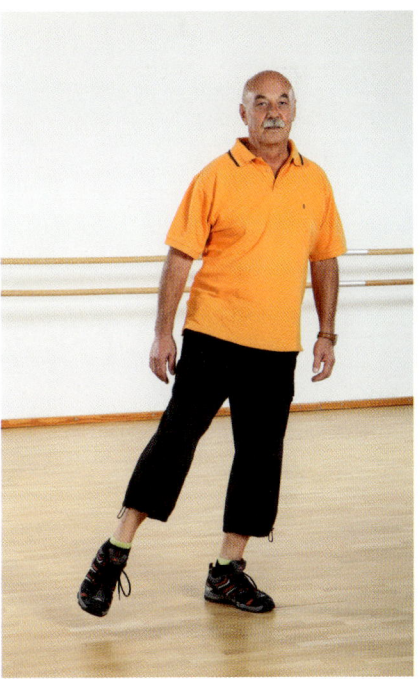

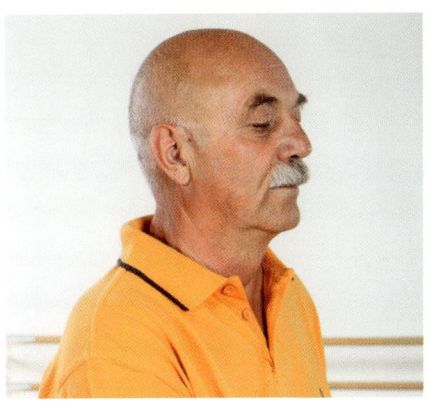

Gehen mit geschlossenen Augen

Gehen mit Anstellschritt

2

- Die Teilnehmer oder die Gruppenleitung nennen im Wechsel immer neue Fortbewegungsarten zu Fuß – schleichen, schlendern, schreiten usw. Alle führen diese Gangart aus.
- Die Teilnehmer stellen sich einen bestimmten Untergrund vor, über den sie gehen – Sand, spitze Steine, durch ein Bachbett ... – und bewegen sich entsprechend im Raum.

  Die Fortbewegungsarten können jeweils von einem Teilnehmer vorgestellt, von den übrigen nachgeahmt und der Untergrund dann erraten werden.

Zielgehen

Die Teilnehmer bilden Paare. Jedes Paar stellt in einiger Entfernung (abhängig von Raumgröße und Trainingszustand; anfangs etwa 3 m, später schrittweise Entfernung vergrößern) einen Markierungspunkt in Form eines Kegels, einer Plastikflasche oder eines Verkehrshütchens auf. Ein Partner sieht sich aus der Entfernung den Markierungspunkt genau an, schließt dann die Augen und steuert diesen anschließend mit geschlossenen Augen (eventuell mit Handfassung des Partners) an. Ziel ist, dem anvisierten Punkt möglichst nahe zu kommen. Dabei gilt es, Richtung und Entfernung einzuschätzen. Der andere passt währenddessen auf, dass sein Partner nicht in eine gefährliche Situation kommen kann und möglicherweise hinfällt. Danach wird gewechselt.

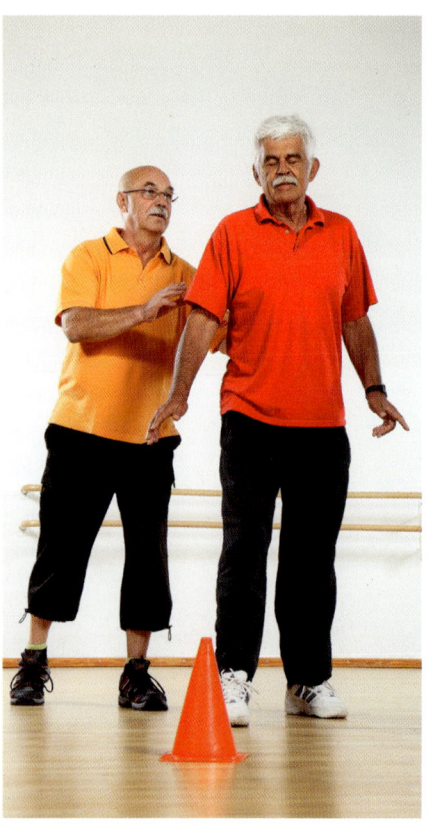

Zielgehen

Auf und ab und hin und her (Koordinationsparcours)

Wie im richtigen Leben geht es für die Teilnehmer in diesem Hindernisparcours nicht immer nur geradeaus. Zur Gestaltung können beinahe beliebige, vorhandene Materialien genutzt werden und der Umfang und Aufbau der Strecke richtet sich vor allem nach den räumlichen und materiellen Gegebenheiten.

Mögliche Materialien sind:

- Steps (alternativ Kastendeckel, kleine Kästen) in verschiedenen Höhen,
- Gymnastikmatten, Weichböden, labile Unterlagen,
- Turnbänke, Seile,
- Gymnastikstäbe,
- Verkehrshütchen.

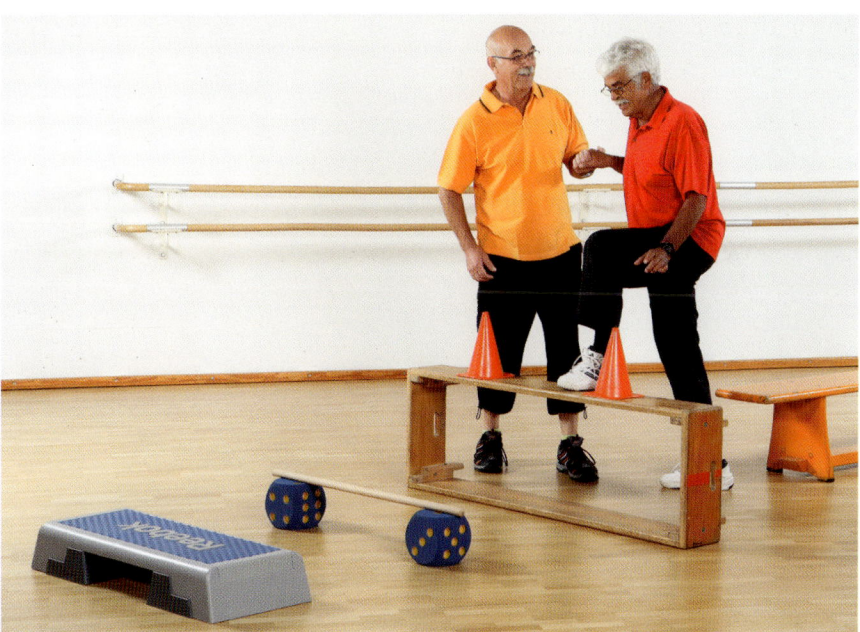

Koordinationsparcours

In Räumen, die nicht über eine Ausstattung mit klassischen Sportgeräten verfügen, ersetzen Alltagsmaterialien die oben genannten Hindernisse: (Getränke-)Kisten, mehrfach gefaltete Wolldecken, mit Klebeband umwickelte, dicke Telefonbücher, Kissen, mit Kreppband geklebte Linien usw.

2

Besonders viel Spaß macht das Überwinden des Parcours, wenn er im Freien aufgebaut ist. Die Natur bietet eine große Vielfalt an unterschiedlichen Untergründen, wie zum Beispiel Sand, Kieselsteine, Rindenmulch oder Gras. Als Hindernisse sind Pfützen, Bachläufe, Baumstämme, Steine etc. zu bewältigen.

Der Parcours ist als Rundkurs mit Start und Ziel angelegt, der von den einzelnen Teilnehmern nacheinander durchschritten wird. Die Materialien werden so arrangiert, dass die Strecke wechselnde Höhenstufen, Laufflächen mit variierender Breite und Beschaffenheit, „unsichere" Untergründe und Richtungswechsel aufweist.

Möglicher Parcours in Stichworten:

Turnbank – niedriger Step – umgedrehte Turnbank – mittlerer Step mit einseitig aufliegender (umgedrehter) Turnbank – gefaltete Gymnastikmatte – hoher Step – Weichbodenmatte, Balanceslalom über ein Seil auf dem Boden zwischen den Hütchen – Turnbank, auf Stäben gelagert (Achtung: Sicherung an den Bankenden) – niedriger Step – Gymnastikmatte mit daunterliegenden Balancekissen – umgedrehte Turnbank – hoher Step.

Zu den zahlreichen Möglichkeiten durch weitere Geräte bieten sich folgende Variationen bei der Absolvierung des Parcours an:

1. mit Partnersicherung,
2. mit geschlossenen Augen,
3. rückwärts (nur mit Partner),
4. rückwärts gehen mit geschlossenen Augen (nur mit Partner).

Bei großer Unsicherheit können natürlich Hindernisse ausgelassen werden.

Vorwärts ins Glück

Hierbei handelt es sich um eine vereinfachte Form des Hindernisparcours, bestehend aus Balanceelementen wie (umgedrehten) Turnbänken, Seilen auf dem Boden ausgelegt und auch aus eventuell vorhandenen Markierungslinien auf dem Boden. Die Übenden sollen nun zunächst im eigenen Tempo, dann mit vom Übungsleiter vorgegebenen Tempi den Gleichgewichtsparcours durchlaufen. Dies kann noch durch den Transport eines

Gegenstandes erschwert werden, welcher beispielsweise auf dem Handrücken balanciert wird.

Der Transport wird schwieriger, je weiter der Arm ausgestreckt wird, je weiter also die Hand vom Rumpf entfernt ist. Beidhändig üben!

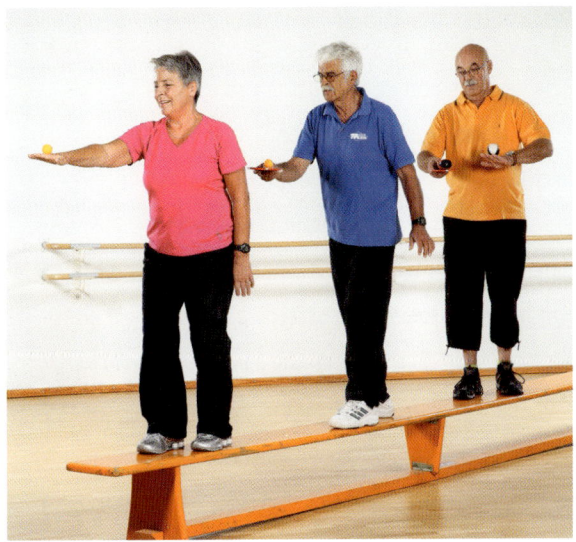

Vorwärts ins Glück

Beispiele:

- Einen Wattebausch ins Ziel bringen, ohne dass er zwischendurch zu Boden fällt.
- Einen Ball auf einem Tischtennisschläger oder einem Frühstücksbrettchen balancieren. Klappt es, ohne dass er wegrollt?
- In freier Natur: Ein „Blatttablett" mit möglichst wenig Blätterverlust ins Ziel bringen. Ein Stück Baumrinde oder ein beliebiger, flacher Gegenstand aus der Natur dient als Tablett. Darauf werden 3-4 Hände voll Laub gehäuft. Das Tablett gilt es dann auf der Handfläche, auf dem Handrücken oder in Hochhalte, mit einem Arm über dem Kopf, auf der Handfläche zu transportieren.

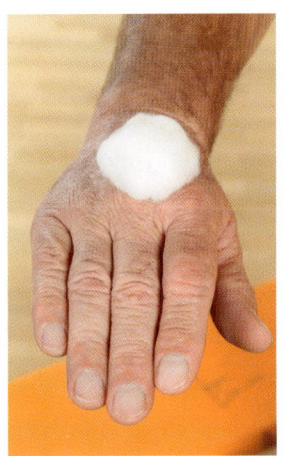

Vorwärts ins Glück mit einem Wattebausch

2

Diese Übung funktioniert nur bei trockenem und windstillem Wetter.

Der beschriebene Parcours kann auch in Form eines Staffelwettbewerbs (nur vorwärts!) durchgeführt werden.

Rückwärts ins Glück

Eine gänzlich andere Herausforderung bietet sich beim Rückwärtslaufen. Zu Anfang reicht es aus, wenn die Übenden langsam in einem festgelegten Raum rückwärts durcheinandergehen und dabei vermeiden, zusammenzustoßen. Der nächste Schritt ist das Gehen rückwärts entlang bestimmter Linien – alleine, im Gänsemarsch, und / oder in einer Rückwärtspolonaise. Darüber hinaus können Tempowechsel, Drehungen um die eigene Achse oder verschiedene Gehtechniken eingebracht werden. Als weitere Steigerung kann der oben beschriebene Parcours rückwärts mit einem sichernden Partner absolviert werden.

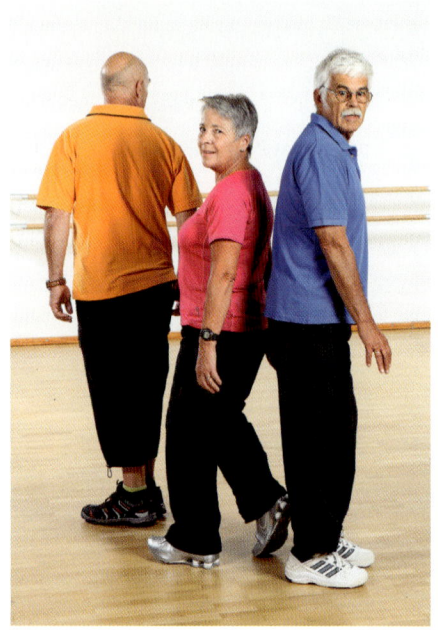

Rückwärts ins Glück

2.2.4 Reduzierte Standfläche

Auf einem Bein im Leben stehen

Das Training des Gleichgewichts in dieser Form kommt einer ganz elementaren Bewegung zugute: dem Gehen.

Erste Teilübung ist das einfache Stehen auf einem Bein. Dazu wird ein Bein leicht vom Boden abgehoben, das Standbein bleibt zunächst im Knie gestreckt, später kann der Winkel im Knie dann variieren. Diese Grundposition wird für einige Sekunden gehalten und anschließend erfolgt der Stand auf dem zweiten Bein.

Variationen:
- Spielbein vorwärts/rückwärts schwingen,
- Spielbein seitwärts schwingen,
- Spielbein beschreibt Achterkreise,

- Einbezug der Arme (schwingen, kreisen usw.),
- als Partnerübung mit Ball: Ball um die Hüfte kreisen lassen und übergeben.

Darüber hinaus ergeben sich Variations-möglichkeiten durch verschiedene Untergründe (Langbank, Step, Matte, labile Unterlage) oder auch durch eine Kombination mit vielen der weiter unten beschriebenen Übungen.

Achtung: Es sollte jederzeit die Möglichkeit bestehen (bei Balanceverlust), sich durch eine Wand oder einen Partner zu stützen.

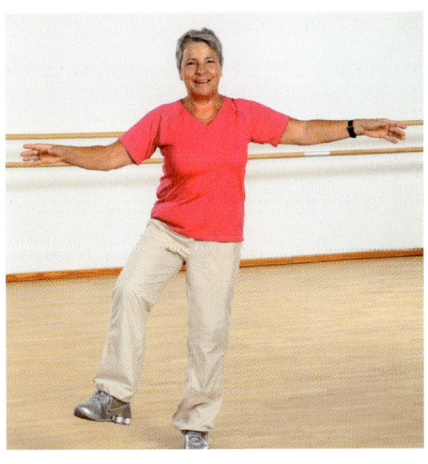

Auf einem Bein im Leben stehen.

2.2.5 Einschränkung der sensorischen Information

Die oben beschriebenen Übungen zum Gehen können abgewandelt werden, damit Kompensationsstrategien angebahnt und trainiert werden. Hierzu kann zum Beispiel die visuelle Information durch das Schließen der Augen ausgeschlossen werden. Des Weiteren können somato-sensorische Informationen, speziell aus dem Bereich der Füße, durch weiche oder labile Unterlagen irritiert werden. Geeignete Trainingsmittel sind Wackelbretter, Tennisringe, weiche Matten o. Ä. Die sensorischen Informationen aus dem Gleichgewichtsorgan können durch Drehbewegungen des Kopfs irritiert werden.

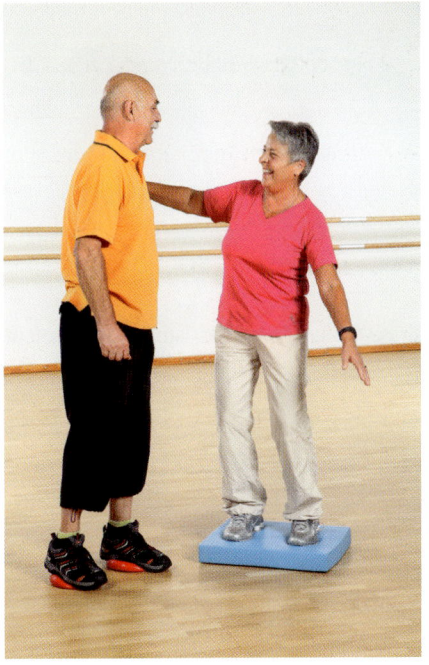

2.2.6   Zusatzanforderungen

Zusatzanforderungen können sich ergeben aus dem Einsatz zusätzlicher Herausforderungen oder Geräte.

Solche Aufgaben bieten sich besonders in der Fortbewegung an, sie dienen dazu, das Geübte situativ anpassen zu können.

- Die Teilnehmer gehen mit beidseitigem Armschwung vorwärts und rückwärts.
- Gehen und Zahlen in die Luft malen.
- Das Spiel „Ein Hut, ein Stock, ein Regenschirm" ist vielen Erwachsenen noch aus ihrer Kindheit bekannt. Die Teilnehmer marschieren in Reihen und sprechen gleichzeitig im Rhythmus immer wieder:

    „Eins und zwei und drei und vier und
    fünf und sechs und sieben und acht, ein
    Hut, ein Stock, ein Regenschirm, und
    vorwärts, rückwärts, seitwärts, ran
    und ...
    Eins und zwei und drei und vier und
    fünf und sechs und sieben und acht, ein
    Hut, ein Stock, ein Regenschirm, und
    vorwärts, rückwärts, seitwärts, ran
    und ..."

Sobald das Wort „Hut" kommt, lüftet jeder seinen imaginären Hut zum Gruß und hält bei „Regenschirm" einen solchen in der Fantasie über sich. Bei den Wörtern „vorwärts, rückwärts, seitwärts, ran" bleiben alle kurz stehen und vollziehen mit dem Spielbein die jeweiligen Schritte. Danach geht es weiter, begleitet von immer demselben Spruch.

- Gehen und einen Ball um den Körper herumführen.
- Zu Paaren gehen und dabei einen Ball hin- und herwerfen bzw. fangen. Ein Kirschsteinsäckchen anstelle des Balls eignet sich besonders für Ungeübte, da es gut zu greifen ist und nicht wegrollt. Schwieriger wird es, wenn beide Partner gleich-

zeitig werfen und fangen, noch schwieriger, wenn einer einen Ball und der andere ein Kirschsteinsäckchen wirft.

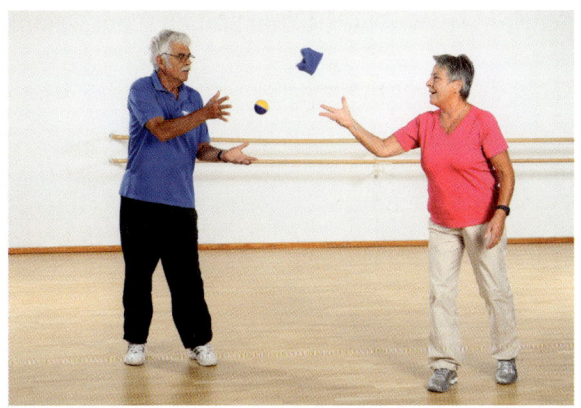

Beispielübung für eine Zusatzanforderung

Der Fezzi-Pezziball

Auch mit großen Sitzbällen lassen sich hervorragend Balanceübungen durchführen:

1. Die Teilnehmer finden sich zu Paaren zusammen und sitzen sich jeweils auf einem Ball gegenüber. Nun legen sie die Handflächen an die des Partners und versuchen, sich gegenseitig wegzudrücken/heranzuziehen/aus der Balance zu bringen.
2. Jede Person sitzt auf einem Ball, beide Füße stehen auf einer labilen Unterlage. Jetzt die oben genannten Partnerübungen durchführen. Beherrschen die Teilnehmer diese Form, dann können sie versuchen, einen Fuß von der labilen Unterlage anzuheben. Danach den anderen Fuß anheben.
3. Alle Teilnehmer sitzen in Kreisform nebeneinander auf einem großen Sitzball und fassen sich an den Händen. Jetzt löst jeder zweite Teilnehmer langsam zunächst ein Bein (später auch das andere) vom Boden, während die Übrigen versuchen, ihre Nachbarn zu stabilisieren.

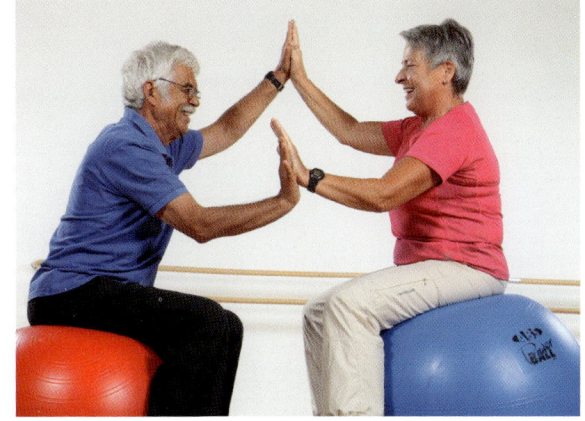

Der Fezzi-Pezziball

2

Schwanken, wackeln, sicher stehen – der Balancierkreisel

Ein Balancierkreisel (Alternative sind Turnkreisel, labile Unterlagen, Luftkissen) stellt eine ideale Möglichkeit zur Gleichgewichtsschulung dar. Zu Beginn ist zur Sicherheit der Übenden zu empfehlen, Zweier- oder Dreiergruppen zu bilden. Zunächst sollte der sichere Stand auf beiden Beinen, anschließend auf jedem Bein einzeln geübt werden. Nach und nach wird die Unterstützung durch die Hilfestellung reduziert. Später lassen sich die Übungen dann vielfach erweitern und steigern.

Variationen:

- ▪ Absichtliches Verlassen des Gleichgewichts (selbstinitiiert oder durch Partner).
- ▪ „Ringkampf", mit dem Versuch, sich gegenseitig aus dem Gleichgewicht zu bringen.
- ▪ Weitere Variationen siehe Übungen zum Ein- und Zweibeinstand und Wurf- und Fangvariationen.

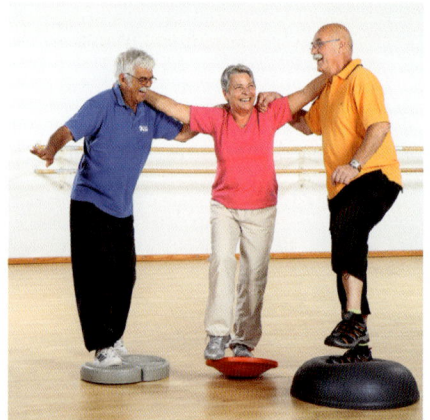 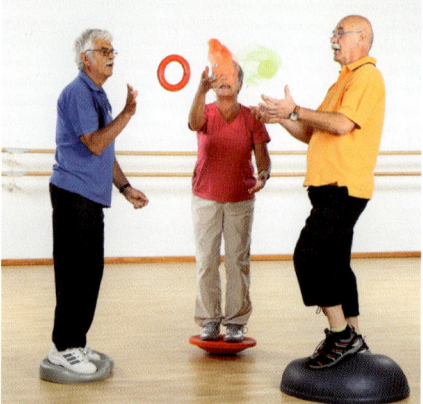

Wurf- und Fangvariationen: Schwanken und wackeln

2.2.7 Störung des Gleichgewichts

Ziehen und leichtes Schubsen

Die Teilnehmer finden sich zu Paaren zusammen und verteilen sich im Raum. Bei dem „Anstoßenden" wird die Anpassungsfähigkeit trainiert.

Der „Stabile Stand" wird durch Anstoßen oder Ziehen von hinten gestört. Der Teilneh-

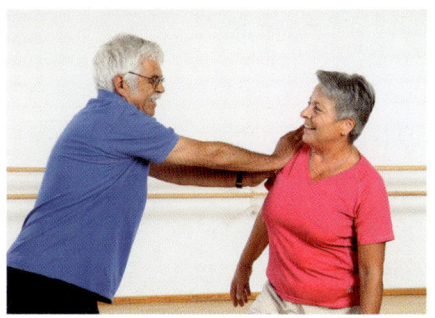

Ziehen und leichtes Schubsen

mer gleicht die Störung aus und stellt das Gleichgewicht wieder her.

Als Nächstes erfolgt das Anstoßen oder Ziehen von vorne im Stand.

Abschließend können die Teilnehmer beim Gehen leicht angestoßen oder gezogen werden.

2.3 Reagieren

Unter *Reaktionsfähigkeit* versteht man die Fähigkeit, auf ein bestimmtes Signal hin schnell eine Bewegungshandlung auszuführen. Die Reaktionsfähigkeit setzt sich aus der Summe der Geschwindigkeiten von Reizaufnahme, Weiterleitung und Verarbeitung von Informationen mit dem Ziel der schnellstmöglichen Reaktion zusammen. Ein gezieltes Training der Reaktion kann die Reaktionsgeschwindigkeit verbessern und es hat positive Auswirkungen auf das Denken.

Die folgenden Reaktionsübungen sind unterteilt in folgende Bereiche:

1. Auf Gegenstände reagieren
2. Auf Personen reagieren
3. Auf Signale reagieren

2.3.1 Auf Gegenstände reagieren

Übungen, die allein durchgeführt werden:

■ Synchrones Werfen zweier Gegenstände (z. B. Säckchen und Tennisball).

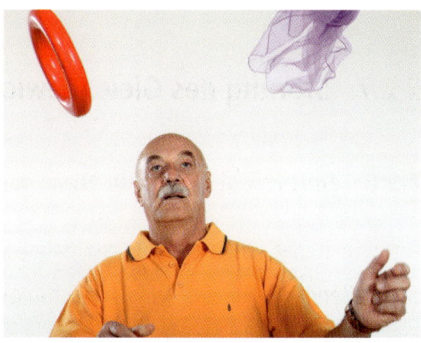

Synchronwerfen zweier Gegenstände

- Prellen eines Gegenstandes (z. B. Flummi, Volleyball) auf den Boden oder gegen die Wand.
- Hochwerfen und Fangen nach einer Drehung oder auf Zuruf.
- Slalomdribbeln und Korb- oder Zielwurf.
- Balancieren eines Stabs auf der Handfläche oder eines Balls auf einem Tennisschläger und gleichzeitiges Prellen mit der anderen Hand.

Partnerübungen

- Ein Partner wirft einen Gegenstand zum Partner, der andere rollt ihn zurück.

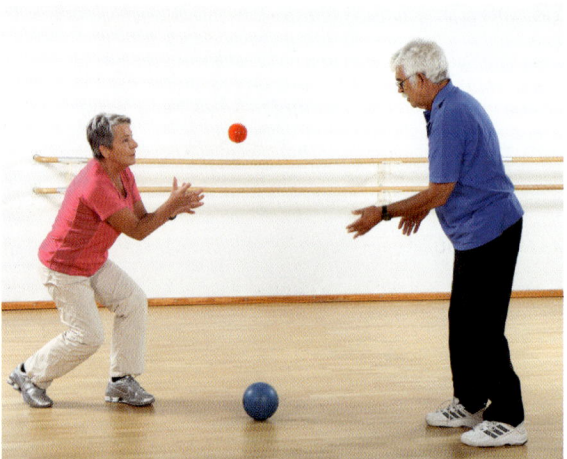

Partnerübung

- Jeder Partner muss „nebenbei" einen Luftballon in der Luft halten.
- Das Zuwerfen des Gegenstandes erfolgt mit dem Rücken zum Partner und Drehung auf Kommando.
- Zurollen des Gegenstandes von hinten durch die Beine des Partners, welcher reagieren und den Ball aufnehmen muss.
- Die ganze Gruppe geht quer durch die Halle umher und prellt dabei einen Ball. Auf Kommando wechseln zwei Partner den Ball, ohne ihn dabei zu verlieren.
- Werfen oder Prellen oder Rollen eines Balls nach bestimmten Mustern und Reihenfolgen, zum Beispiel: Linke Hand prellt, rechte Hand prellt, dann mit beiden Händen zum Partner prellen usw.

- Prellen gegen die Wand zu einem Partner; auch mit der ganzen Gruppe in einer Reihe und mit der Vorgabe, den Ball zu einem festgelegten Teilnehmer zu spielen.

- Kreativ sein – die unterschiedlichen (Flug-)Eigenschaften vieler Gegenstände erfordern ständig eine erneute Vorausberechnung der Flugbahn.

- Bei diesen Übungen kann natürlich zusätzlich noch die Unterstützungsfläche variiert werden (z. B. auf einer Bank, einem Weichboden, Balancierkissen stehen).

Bloß nicht die Finger verbrennen: Feuerball

Die gesamte Gruppe stellt sich im Kreis nebeneinander auf. Der „Feuerball" wird nun von Person zu Person in zügigem Tempo an den Nachbarn weitergegeben. Der Übungsleiter steht inner- oder außerhalb des Kreises und ruft nach kurzer Zeit „Stopp!" Wer nun den „Feuerball" noch in der Hand hält, verbrennt sich diese, wenn er es nicht noch schafft, den Ball weiterzureichen. Alle Teilnehmer müssen also aufmerksam sein, um nicht versehentlich den Ball zu halten oder gar noch anzunehmen. Eine „verbrannte Hand" scheidet aus dem Spiel aus (sich auf den Rücken legen), sodass die Person nun nur noch eine Hand zur Verfügung hat. Die erste Person, die sich beide Hände verbrennt, übernimmt die Rolle des Spielleiters und gibt diese Rolle nach demselben Prinzip weiter. Es sollte natürlich darauf geachtet werden, die Zeitspannen, in denen der „Feuerball" wandert, möglichst willkürlich zu gestalten.

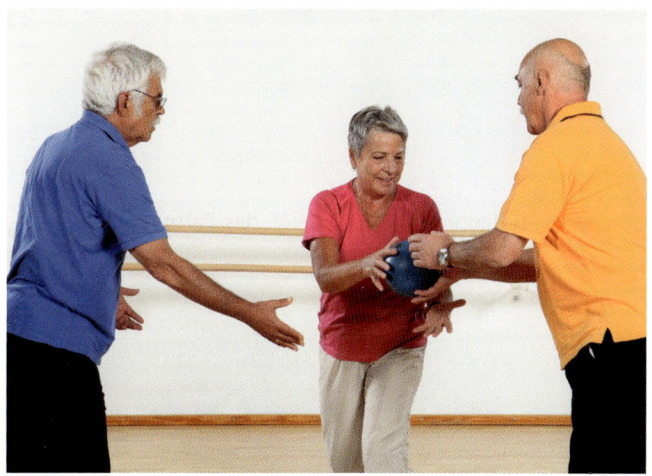

Feuerball

Variationsmöglichkeiten:

- mehrere Feuerbälle,
- unterschiedliche Bälle oder andere Gegenstände (die Schwierigkeit kann durch eine herausfordernde Griffigkeit erhöht werden).

Das rote Tuch

Die Gruppe steht im Kreis. Ein Ball wird kreuz und quer zugeworfen und gefangen. Gleichzeitig wandert ein rotes Tuch herum, das von Spieler zu Spieler zügig weitergegeben wird. Dabei gilt es aber aufzupassen, dass es immer 3 x an den nächsten Nachbarn und dann 1 x an den übernächsten Nachbarn gegeben wird. Dazu zählen alle laut mit: eins – zwei – drei – Lücke – eins – zwei – drei – Lücke – eins … Natürlich sollte trotzdem niemand den Ball festhalten, und er sollte auch nicht auf den Boden fallen.

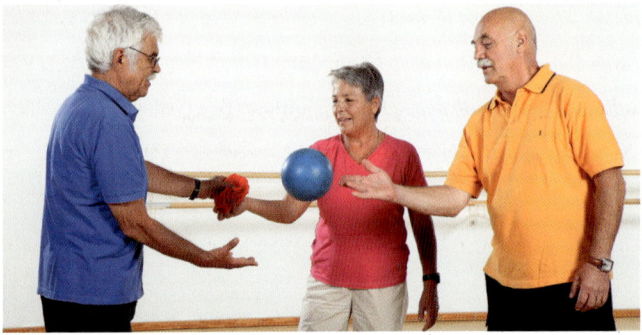

Das rote Tuch

Förderband

Als Spielmaterial kommen viele verschiedene Materialien und Kleingeräte zum Einsatz: Bälle aller Art, Luftballons, Kirschsteinsäckchen, Tennisringe, Schaumstoffwürfel, Tücher usw. Diese Materialien sollten nach immer unterschiedlichen Kriterien gruppiert werden können, zum Beispiel nach Art, Farbe, Größe, Gewicht, Form usw.

Die Gruppe steht im Kreis. Die Materialien liegen in der Mitte. Alle stellen sich vor, sie arbeiten im Akkord an einem Förderband und müssen verschiedene Gegenstände möglichst schnell weitergeben. Dabei gilt es, Staus zu vermeiden.

Zum Start nimmt sich jeder zweite Teilnehmer einen beliebigen Gegenstand (später, nach etwas Übung, starten alle bis auf einen Teilnehmer mit einem Material in der Hand). Dann nach immer neuen Vorgaben „arbeiten", zum Beispiel:

- Alles einfach nur schnell herumgeben.
- Bälle linksherum, alles andere rechtsherum geben.
- Alles, was die Farbe Rot enthält, mit der rechten Hand, alles andere mit der linken Hand weitergeben; gleichzeitig alle Bälle mit den Füßen weitergeben – die roten rechtsherum, alle anderen linksherum.
- Wie oben, aber alles, was Gelb ist, mit Ausrufen begleiten: „Iiiiihhhh".

„Spießreifenlaufen"

Die Gruppe wird so aufgeteilt, dass 1-4 Personen zunächst als „Geher" ausgewählt werden. Die verbleibenden Teilnehmer erhalten jeder (mindestens jeder zweite) einen Gymnastikreifen (alternativ Pezzi-, Gymnastik- oder Schaumstoffbälle, die gerollt, sanft geschossen oder mit Bodenkontakt geworfen werden). Entlang der Hallenseiten stellen sich die Personen mit Reifen nun parallel zueinander mit einem Abstand von 5-10 m auf. Ihre Aufgabe ist es, sich gegenseitig die Reifen mit Rückwärtsdrall zuzurollen, sodass sie auf möglichst direktem Weg zur anderen Seite rollen und dort aufgenommen werden können. Die „Geher" versuchen unterdessen, durch Ausweichen die entstandene Gasse zu passieren, ohne dabei die Reifen zu berühren.

Wichtig: Es geht nicht darum, die Geher gezielt zu treffen, sondern das Reaktionsvermögen der Geher zu schulen.

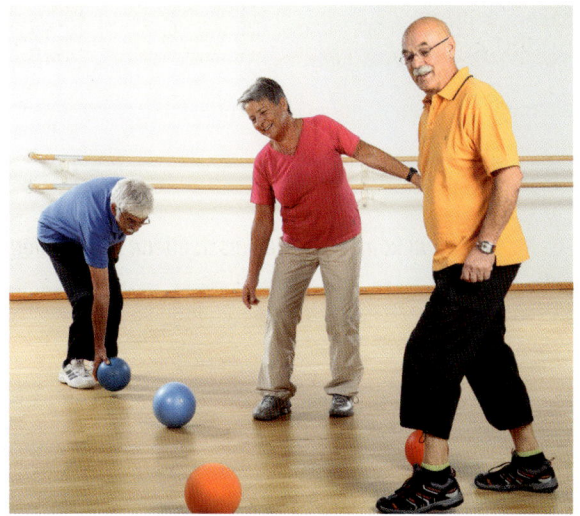

Spießreifenlaufen

2

2.3.2 Auf Personen reagieren

Spiegeln

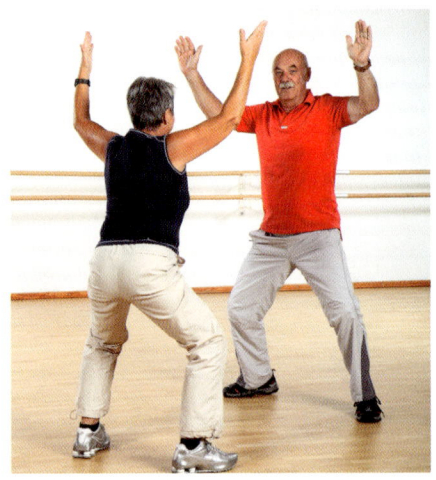

Zwei Teilnehmer stellen sich voreinander
auf. Einer von beiden macht eine Bewegung vor, der andere soll schnell reagieren
und die Übung möglichst exakt und genau nachmachen. Hat der Partner die Bewegung erfasst und exakt nachgemacht,
folgt die nächste Bewegung. Auch diese
muss möglichst schnell und möglichst exakt nachgemacht werden. Nach einiger
Zeit werden die Rollen gewechselt.

Spiegeln

Schattenlaufen als Partnerübung

Die Teilnehmer bilden Paare. Die zwei sollen zu Musik hintereinander herlaufen. Auf
Ansage von Zahlen (Nummer 1, Nummer 2, Nummer 3) müssen festgelegte Aufgaben
erfüllt werden.

Nummer 1: Ein Richtungswechsel der Partner um 180°.
Nummer 2: Eine Kniebeuge mit leichten Wippbewegungen in dieser Position.
Nummer 3: Die hintere Person soll die vordere Person überholen.

Variationen: Schattenlaufen wie oben. Nur mit der folgenden Zusatzanforderung: Wird
nur eine Zahl ohne den Zusatz – Nummer – vom Kursleiter gerufen, sollen die Teilnehmer Kleingruppen mit der Anzahl der Personen bilden, die gerufen worden ist. Also: 8
bedeutet, dass sich Achtergruppen bilden sollen.

Gehen durch den Raum in unterschiedlichen Körperhaltungen

Die Teilnehmer sollen zu Musik durch den Raum gehen und dabei auf ein Signal des
Kursleiters verschiedene Gehformen ausprobieren und auch Stimmungen ausdrücken:

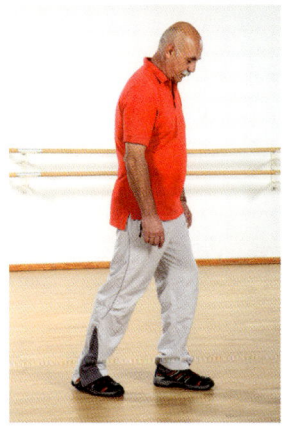 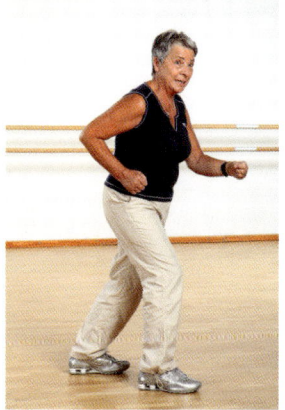

Fersenlaufen, Gehen auf den Fußspitzen, beim Gehen die Füße bewusst abrollen, Freude ausdrücken, Hektik ausdrücken, lässiges Schlendern, Traurigkeit ausdrücken, Schüchternheit ausdrücken, Selbstbewusstsein ausdrücken.

Gehen durch den Raum in unterschiedlichen Körperhaltungen

Wegekreuzung

Die Gruppe wird in zwei gleich große Teilgruppen aufgeteilt. Beide Gruppen stellen sich mit einem Abstand von etwa 10 m voreinander auf. Nun bekommen beide Gruppen die Aufgabe, wie an einer Wegekreuzung, sehr schnell gleichzeitig die andere Seite zu erreichen, ohne eine entgegenkommende Person oder jemanden aus der gleichen Gruppe dabei zu berühren. Sie gehen bei der ersten Überquerung sehr schnell, dann joggen sie oder gehen schnell mit weit ausgebreiteten Armen. Der Trainer kann mit der Zeit die Breite des Weges verkleinern, sodass es schwerer wird, ohne jemand anderen zu berühren, die andere Seite des Weges zu erreichen.

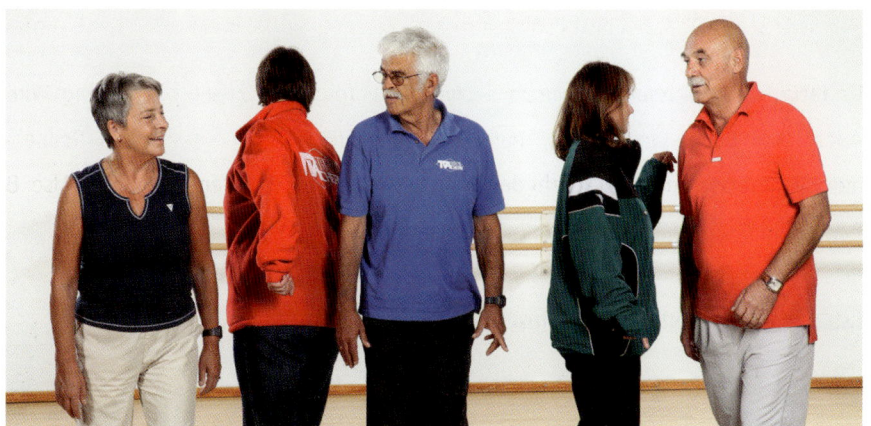

2

Wegekreuzung

Wenn diese Aufgabe sicher beherrscht wird, wird die Gruppe in vier gleich große Teilgruppen aufgeteilt, die sich in einem Viereck gegenüberstehen. Jede Gruppe muss wieder ohne Berührung einer anderen Person versuchen, auf die gegenüberliegende Seite zu kommen. Das ist nun noch herausfordernder. Der Trainer kann mit der Zeit die Art der Fortbewegung variieren (siehe oben).

2.3.3 Auf Signale reagieren

Bodenkontakt

Alle bewegen sich singend oder nach einer Musik frei im Raum. Dabei beobachten alle den Spielleiter. Zeigt dieser mit einer Zifferntafel oder per Fingerzeig eine Zahl an – die Zahl kann auch zugerufen werden –, so sollen alle Spieler so schnell wie möglich die entsprechende Anzahl von Körperteilen mit dem Boden in Kontakt bringen. Ist zum Beispiel die Zahl „5" gefordert, so können zwei Füße und drei Finger, also zusammen fünf

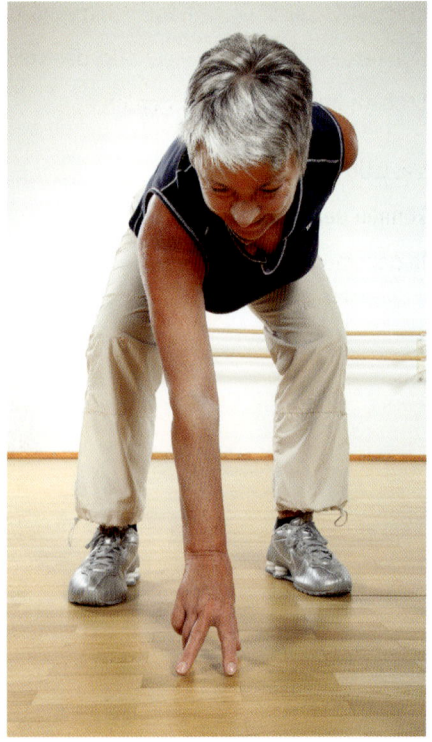

Körperteile, Bodenkontakt haben. Weitere Möglichkeiten sind Gesäß und vier Zehen oder Gesäß, zwei Füße und zwei Handflächen usw. Haben alle den richtigen Bodenkontakt gefunden, geht es weiter in der Fortbewegung.

Variation: Die Spieler gehen oder laufen nicht einzeln durch den Raum, sondern zu Paaren mit Handfassung. Die geforderte Anzahl von Bodenkontakten soll nun jedes Paar gemeinsam herstellen. Ist zum Beispiel die „2" aufgerufen, können A und B jeweils auf einem Fuß stehen, also gemeinsam als Paar zwei Bodenkontakte herstellen.

Bodenkontakt

Finde die Form!

Alle bewegen sich zu einer Musik frei im Raum. Bei Musikstopp suchen sich alle eine Markierung oder ein Gerät im Raum mit runder (z. B. auf dem Boden liegender Reifen, Mittelkreis in Spielfeldmarkierung ...) oder viereckiger (z. B. kleiner Kasten, Schaumstoffteile, ausgebreitete Zeitungen ...) Form – je nachdem, was die Spielleitung in diesem Moment anzeigt – und finden sich so schnell wie möglich dort ein.

Variation: Es werden weitere Formen hinzugenommen, z. B. Dreieck, Gerade, Kurve oder Stern.

Stabkreisstaffel

Alle Teilnehmer stehen im Kreis und haben vor sich einen Gymnastikstab auf dem Boden abgestellt, den sie mit einer Hand in Position halten. Auf ein Kommando wird der eigene Stab losgelassen und alle bewegen sich eine Position im Uhrzeigersinn weiter, ohne dass ein Stab zu Boden fällt. Später kann dann das Kommando auch zwischen den beiden Richtungen wechseln, der Kreis kann vergrößert oder sogar der übernächste Stab als Ziel vorgegeben werden.

Variation: Statt Stäben können auch große Sitzbälle genommen werden.

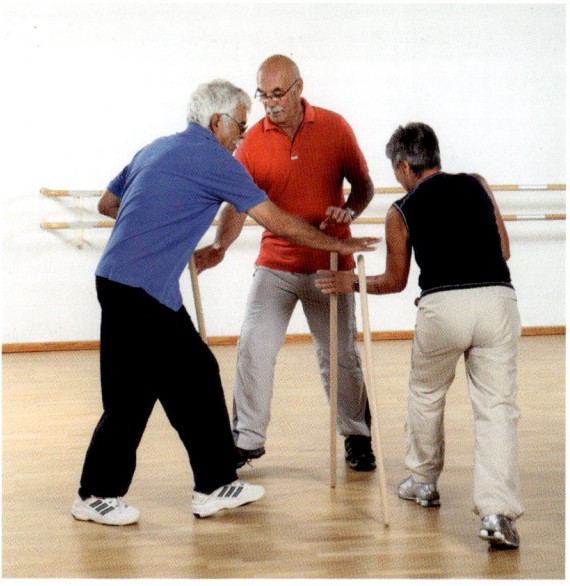

Stabkreisstaffel

2

Roboter und Steuermann

Dieses Spiel kann mit Musik durchgeführt werden. Die Teilnehmer gehen zu zweit zusammen. Ein Partner ist der Roboter, der andere der Steuermann. Der Roboter hat folgende Bedienungselemente:

- 1 x mit beiden Händen auf die Schulter klopfen = Start,
- 2 x auf die Schulter klopfen = Stopp,
- 1 x rechts klopfen = 90°-Drehung nach rechts,
- 1 x links klopfen = 90°-Drehung nach links.

Nach etwa 5 min Spieldauer werden die Rollen getauscht.

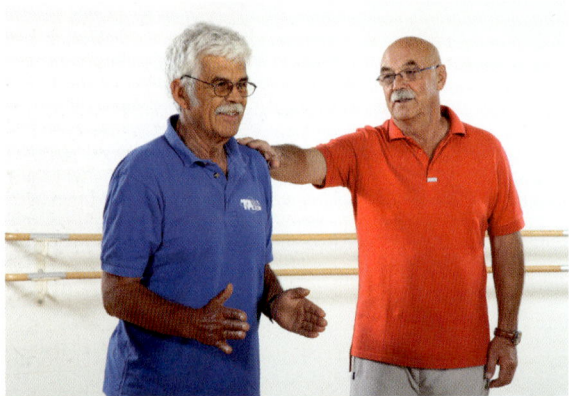

Roboter und Steuermann

2.4   Differenzieren

Unter *Differenzierungsfähigkeit* versteht man die Fähigkeit eines Menschen, Lage und Bewegungsrichtung seiner Körperteile zueinander und in Bezug zur Umwelt zu kontrollieren und zu steuern. Diese Fähigkeit zeichnet sich durch ein hohes Maß an Genauigkeit und Bewegungspräzision aus. Nur, wenn alle eingesetzten Kräfte angemessen dosiert und sehr fein untereinander abgestimmt sind, kann eine Person die Bewegung harmonisch ausführen. Im Alltag übt man die Differenzierungsfähigkeit, wenn man Wäsche unterschiedlicher Größe und unterschiedlichen Gewichts aus einer Waschmaschine herausnimmt und aufhängt oder wenn man in der Küche mit schweren und leichten Gegenständen gleichzeitig hantiert.

Die folgenden Übungen und Spiele sind in folgende Bereiche unterteilt:

1. Musik und Rhythmus
2. Hände und Gesicht
3. Arme und Beine
4. Kleingeräte

2.4.1 Musik und Rhythmus

Klatsch-schnips-klopf

Die Arme befinden sich vor dem Oberkörper in einer Position, als wolle man ein Paket entgegennehmen. Die flache rechte Hand „schlägt" nun leicht auf den Brustkorb. Danach erfolgt direkt ein einmaliges Schnipsen der Finger, ebenfalls der rechten Hand. Jetzt wird mit beiden Händen 2 x geklatscht. Es folgt erneut ein „Klopfer" auf die Brust mit rechts, dann wiederum ein Schnipser, einmaliges Klatschen und zum Abschluss wieder ein Schnipsen. Die Reihenfolge ist demnach: klopf – schnips – klatsch – klatsch – klopf – schnips – klatsch – schnips. Wenn diese Abfolge gut beherrscht wird, kann nun geübt werden, mehrere dieser Abfolgen aneinanderzuhängen. Personen, die nicht oder

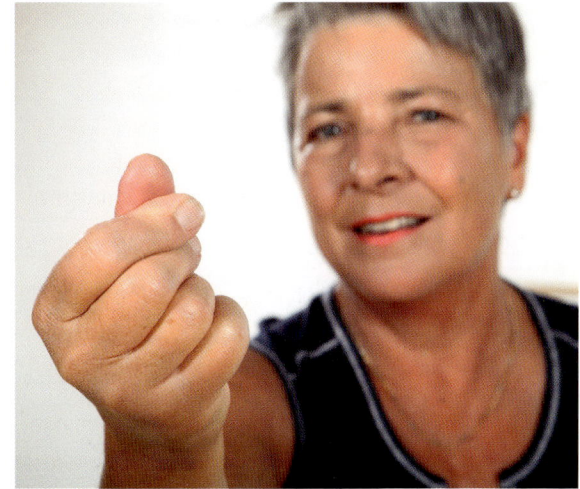

nur mit einer Hand gut schnipsen können, haben als Ersatz die Möglichkeit, die Finger der Hand einfach schnell auf den Handballen schnappen zu lassen.

Danach die gleiche Abfolge mit der linken Hand durchführen.

Klatsch-schnips-klopf

2

Schrittmusterübungen

Die Teilnehmer sollen bei diesen Übungen eine möglichst große Anpassungsfähigkeit der Schritte trainieren. Dies kann man mit folgenden Schrittmustern erreichen:

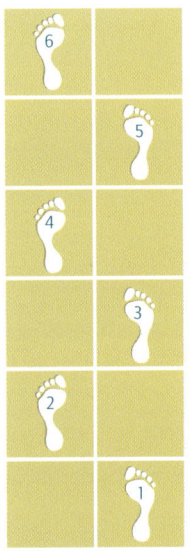

< Erstes Schrittmuster

Start mit rechtem Fuß nach vorne, dann mit linkem Fuß, dann rechter Fuß usw.

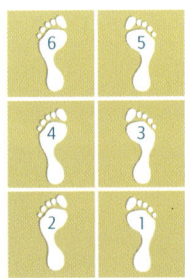

< Zweites Schrittmuster

Start mit rechtem Fuß, links auf gleiche Höhe danebensetzen, rechts nach vorn, links auf gleiche Höhe danebensetzen usw.

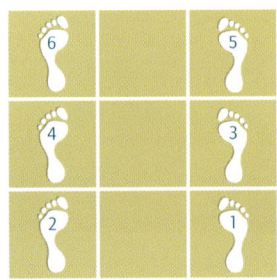

< Drittes Schrittmuster

Start mit dem rechten Fuß, diesen weit nach rechts außen, dann linken Fuß weit nach links außen auf gleiche Höhe setzen (seitwärts); der rechte Fuß geht nach vorne rechts außen, den linken wieder nach links außen auf die gleiche Höhe setzen usw.

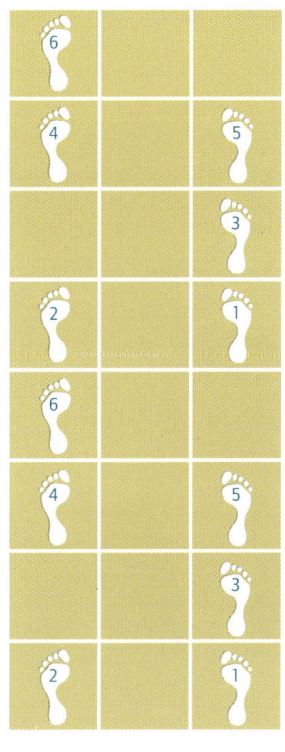

< Viertes Schrittmuster

Start mit dem rechten Fuß, diesen weit nach rechts außen, dann linken Fuß weit nach links außen, mit rechtem Fuß weit nach rechts außen und nach vorne, linken Fuß weit nach links außen, dann rechten Fuß weit nach rechts auf gleiche Höhe außen; den linken Fuß weit nach links außen und nach vorne. Schrittfolge wiederholen.

Fünftes Schrittmuster >

Start mit dem rechten Fuß, diesen weit nach rechts außen setzen, dann linken Fuß weit nach links außen auf gleiche Höhe setzen, mit dem rechten Fuß kleinen Schritt in die Mitte nach vorne, linken Fuß weit nach links außen und nach vorne, rechten Fuß weit nach rechts außen auf gleiche Höhe setzen; den linken Fuß in die Mitte und nach vorne. Schrittfolge wiederholen.

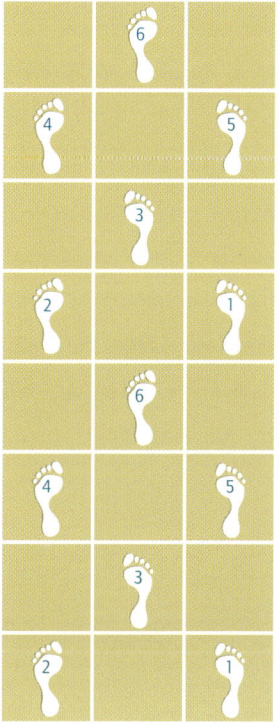

Das Üben solcher Schrittfolgen trainiert nicht nur durch die Bewegung allein, sondern gleichzeitig durch die unterschiedlichen kognitiven Leistungen, die dabei erbracht werden müssen.

Eine Schrittfolge zu behalten, übt die Merkfähigkeit. Geht es um wechselnde Folgen, ist das Arbeitsgedächtnis gefordert, denn die Informationen müssen nur für wenige Sekunden verfügbar gehalten und gleich in Handlung umgesetzt werden. Beim mehrfachen Wiederholen immer derselben Schrittmuster kommt das Gedächtnis zum Einsatz.

2

2.4.2 Hände und Gesicht

Dick und Doof

Diese Übung kann sowohl im Stehen als auch im Sitzen (z. B. auf großen Pezzibällen) durchgeführt werden. Zunächst wird mit den flachen Händen leicht auf beide Oberschenkel gleichzeitig geklopft. Nun wird die linke Hand an das rechte Ohrläppchen geführt und zeitgleich mit der rechten Hand die Nase berührt. Darauf hin erfolgt erneut ein „Klapps" mit beiden Händen auf die Beine. Nun greift die rechte Hand das linke Ohrläppchen und die linke Hand die Nase. Dieser beschriebene Rhythmus wird nun beibehalten. Wenn die Präzision zunimmt, kann allmählich das Bewegungstempo gesteigert werden.

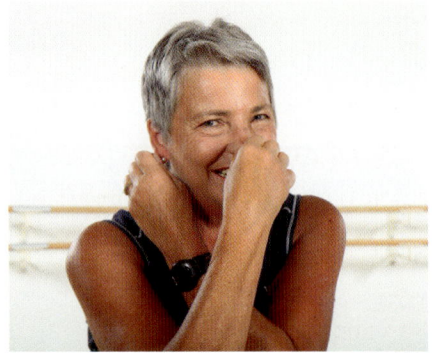

Dick und Doof

Auf und Ab der Zeigefinger

Beide Hände werden zur lockeren Faust geballt. Beide Zeigefinger kommen nun zum Einsatz und vollziehen rhythmisch immer wieder die gleiche Bewegungsfolge in drei Schritten:

1. Finger hochstrecken,
2. die oberen zwei Fingerglieder einknicken,
3. Finger vorstrecken.

Ein Zeigefinger startet in Position 1, der andere in Position 3. Gegengleich vollziehen beide Finger die immer gleiche Bewegungsfolge.

Fingertipp

Die Finger einer Hand werden nacheinander kurz zum Daumen geführt, sodass sich die Fingerkuppen kurz berühren und wieder voneinander lösen – Zeigefinger, Mittelfinger,

Ringfinger, kleiner Finger und wieder zurück. Dabei sollte das Tempo allmählich gesteigert werden.

Nachdem die Bewegungsfolge zunächst mit beiden Händen einzeln geübt wurde, wird sie anschließend rechts und links gleichzeitig durchgeführt. Ziel ist, am Ende gleichzeitig mit den Fingern beider Hände zu tippen, aber gegenläufig. Das heißt, eine Hand beginnt mit dem Zeigefinger und endet beim kleinen Finger, die andere Hand beginnt mit dem kleinen Finger und am Zeigefinger.

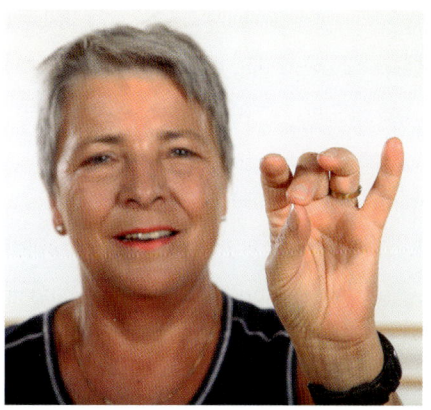

Fingertipp

Ran und weg

Beide Arme werden im stetigen Wechsel auf Brusthöhe vor dem Körper ausgestreckt und wieder an den Körper gezogen. Eine Hand ist ausgestreckt, eine liegt am Körper an. Dabei soll zunächst jeweils die Hand, die vom Körper weggeführt wird, im Handgelenk nach oben abknicken und mit der Handfläche quasi einen gedachten Widerstand wegschieben. Im Gegenzug wird gleichzeitig der andere Arm mit lockerer Faust an den Körper zurückgezogen.

Im nächsten Schritt bleibt die Grundbewegung, aber die Handbewegung wechselt: Beim Heranziehen ist die Handfläche aufgestellt, beim Wegschieben sind die Finger zur lockeren Faust geballt.

Alternativ kann die gleiche Übung mit Armführung zur Seite vollzogen werden: Der rechte Arm wird bei lockerer Fausthaltung seitlich ausgestreckt, während der linke mit aufgestellter Handfläche an den Körper gezogen wird und umgekehrt.

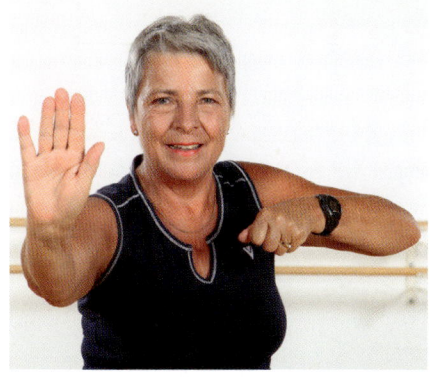

Ran und weg

2

Stäbchenakrobatik

Ein dünnes Holzstäbchen (oder ein Bleistift) wird unter Einsatz von Daumen, Zeigefinger und Mittelfinger um die Längsachse gedreht, zunächst mit nur einer Hand, im Wechsel rechts und links, zum Körper hin und vom Körper weg.

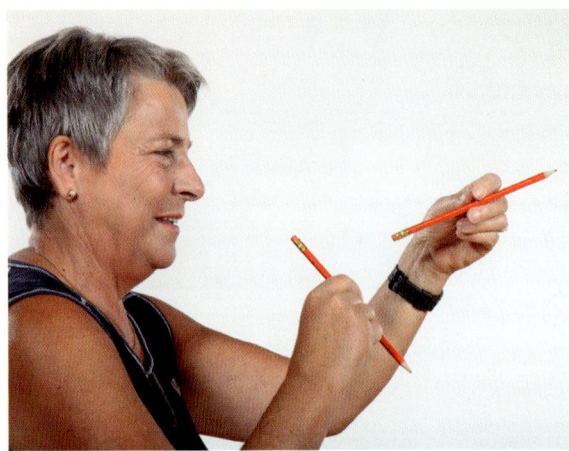

Wird diese Bewegungsfolge beherrscht, werden zwei Stäbchen gleichzeitig, synchron, bewegt. Schließlich gilt es, beide Stäbchen gegenläufig – das eine zum Körper hin, das andere vom Körper weg – zu drehen und die Bewegungsrichtungen immer wieder zu wechseln.

Stäbchenakrobatik

Auf und ab

Zwei Papprollen (Kern von Alu- oder Frischhaltefolien) werden senkrecht in jeweils einer Hand gehalten. Eine Rolle wird an ihrem oberen Ende umfasst, die andere am unteren. Durch entsprechende Fingerbewegungen werden die Papprollen auf- bzw. abwärts bewegt bis ans jeweils andere Ende der Rolle. Die Bewegung erfolgt gegenläufig – eine Rolle „wandert" aufwärts, die andere abwärts im steten Wechsel.

Klopfen und Kreisen

Während eine Hand auf den Kopf klopft, streicht die andere Hand in kleinen Kreisen über den Bauch. Dann wird versucht, das Klopfen und Kreisen zu tauschen und natürlich auch die Position der Hände immer wieder zu wechseln. Wenn diese Übung keine Herausforderung mehr darstellt, wird die Schwierigkeit erhöht, indem zusätzlich ein Bein mit einbezogen wird. Dieses schwingt zunächst hin und her und beschreibt später ebenfalls Kreise (entgegengesetzt oder synchron zur Kreisbewegung der Hand).

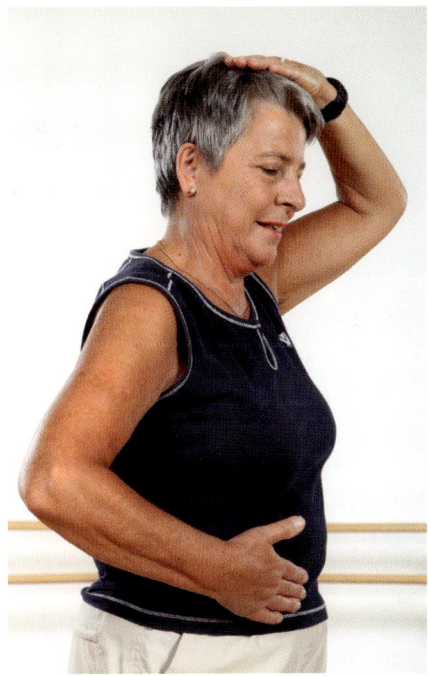

Klopfen und Kreisen

2.4.3 Arme und Beine

Step Touch im Rhythmus

Die Teilnehmer stehen im Kreis und setzen den rechten Fuß nach rechts außen auf, dann den linken Fuß heranziehen und auftippen. Jetzt linken Fuß nach links außen aufsetzen und rechts heranziehen (Step Touch). Immer im Wechsel: rechts ran, links ran, rechts ran, links ran. Der Übungsleiter klatscht einen Rhythmus, bestehend aus Vierteln und Achteln, auf den unterschiedlichen Zählzeiten vor, den die Teilnehmer nachahmen. Hier bieten sich wiederum zahlreiche Variationen durch viele verschiedene Rhythmen an.

2

Step Touch mit Armbewegungen

Machen Sie den Seitschritt – wie oben erklärt.

Wenn der Schritt sicher beherrscht wird, kommen verschiedene Armbewegungen dazu:

- Beugen und strecken: Beim Seitschritt nach rechts werden die Arme gebeugt, beim Heranziehen des linken Fußes werden die Arme wieder gestreckt. Genauso weiter. (erstes Foto)
- Beim Schritt nach rechts wird der rechte Arm auf Schulterhöhe nach vorn ausgestreckt und wieder gesenkt. Beim Seitschritt nach links wird der linke Arm nach vorn angehoben und wieder gesenkt. (zweites Foto)
- Beim Seitschritt nach rechts die Ellbogen beugen, die locker geschlossenen Fäuste befinden sich direkt vor den Schultern. Beim Herantippen mit links beide Arme auf Schulterhöhe nach vorn ausstrecken. Beim Step Touch nach links die Arme wieder vor die Schultern zurückziehen und beim Tippen mit rechts beide Arme wieder sinken lassen. (drittes Foto)

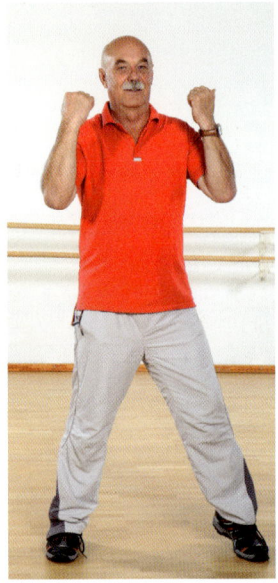 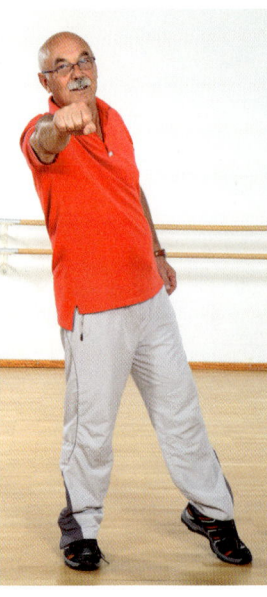 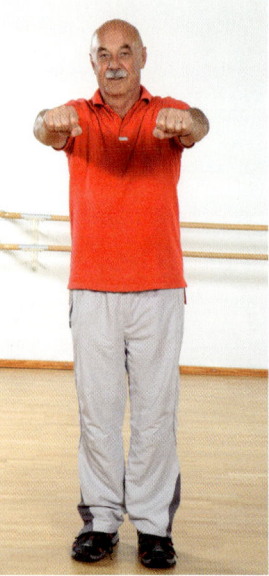

Step Touch mit Beugen und Strecken

Step Touch – ein Arm ist vorn.

Step Touch – beide Arme sind vorn.

2.4.4 Kleingeräte

Koordinationsbaseball

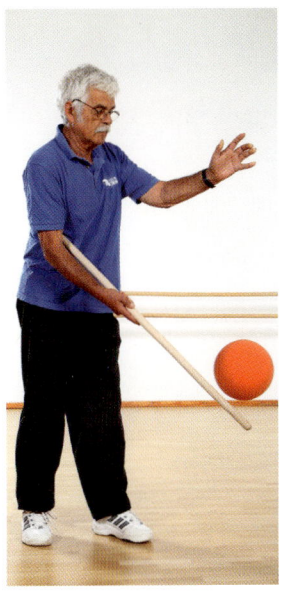

Aus dem Namen der Übung lässt sich bereits ableiten, worum es hier gehen soll: das Treffen eines Balls mit einem Schläger. Die Schläger sind in diesem Fall einfache Gymnastikstäbe aus Holz und die Bälle entweder Schaumstoff- oder Tennisbälle. Die Gruppe wird in Paare aufgeteilt, bei denen jeweils eine Person zum Schläger und eine zum Werfer wird. Es sollte natürlich auf ausreichenden Abstand zwischen den einzelnen Paaren geachtet werden. Der Werfer hat nun die Aufgabe, seinen Ball von unten Richtung Schläger zu werfen, am besten so, dass der Ball 1-2 x vorher auf dem Boden auftrumpft. Der Schläger soll dann versuchen, den Ball zunächst nur leicht zu treffen bzw. zu berühren, später dann kontrolliert und gezielt Richtung Werfer zurückzuspielen.

Koordinationsbaseball

Ball-Ballon-Kontakt

Jeweils zwei Teilnehmer klemmen einen Luftballon oder auch einen mittelgroßen Ball zwischen sich ein (Kopf, Bauch, Hüfte, Gesäß) und sollen nun ohne Ballverlust durch den Raum gehen. Im weiteren Verlauf lassen sich dann allmählich Zusatzaufgaben (z. B. Prellen) und Hindernisse einbauen oder sogar ein dritter und vierter Partner hinzunehmen.

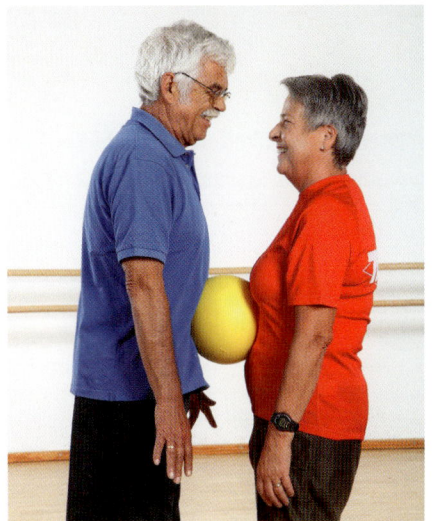

Ball-Ballon-Kontakt

Weitere Varianten

- Ball zwischen den Rücken klemmen, leicht in die Knie gehen und wieder hochkommen.

- Ball zwischen beide Körper klemmen, ein Partner muss 1 x um den anderen herumlaufen, der andere muss sich dabei mitdrehen.

- Dreibein: Im Stand nebeneinander die beiden „mittleren" Beine mit einer Wäscheklammer zu einem einzigen Bein zusammenklammern. Mit diesem gemeinsamen Bein einen Ball über eine vorgegebene Distanz vor sich herkicken.

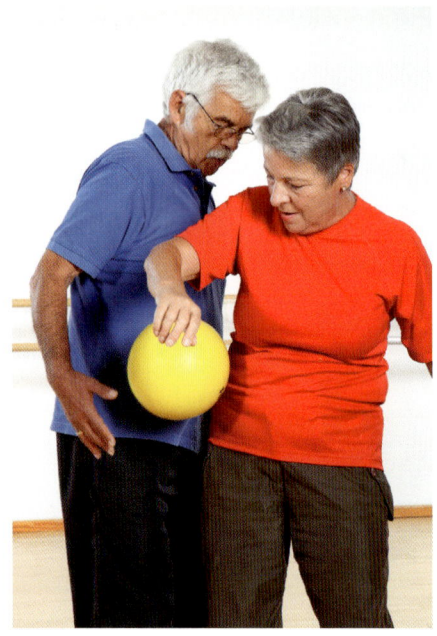

Ein Partner läuft um den anderen herum.

... und noch mehr Ballübungen

An dieser Stelle sei erneut auf die vielen Variationsmöglichkeiten des Prellens hingewiesen, deren Einordnung auch unter dieser Überschrift durchaus passend wäre.

Weitere Möglichkeiten sind zum Beispiel:

- Prellen mit beiden Händen und zwei (unterschiedlichen) Bällen.

- Prellen und Ballführen mit dem Fuß (zuspielen/schießen zum Partner).

- Werfen eines Gegenstandes und mit der anderen Hand einen Ball prellen.

- Durchlaufen eines Parcours mit gleichzeitigem Prellen eines Balls.

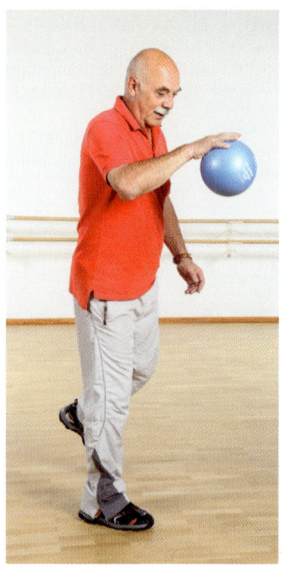

Ball prellen

Eine gute Möglichkeit, das Zusammenspiel von Augen, Händen und Beinen zu trainieren, bietet sich, wenn die Trainierenden passend zu ihrem Schrittrhythmus prellen oder dabei mit Sidesteps über ein ausgelegtes Seil treten müssen. Auch die Kombination mit Gymnastikreifen, die während des Prellens so geführt werden müssen, dass der Ball durch ihre Mitte fliegt, eignet sich hier hervorragend.

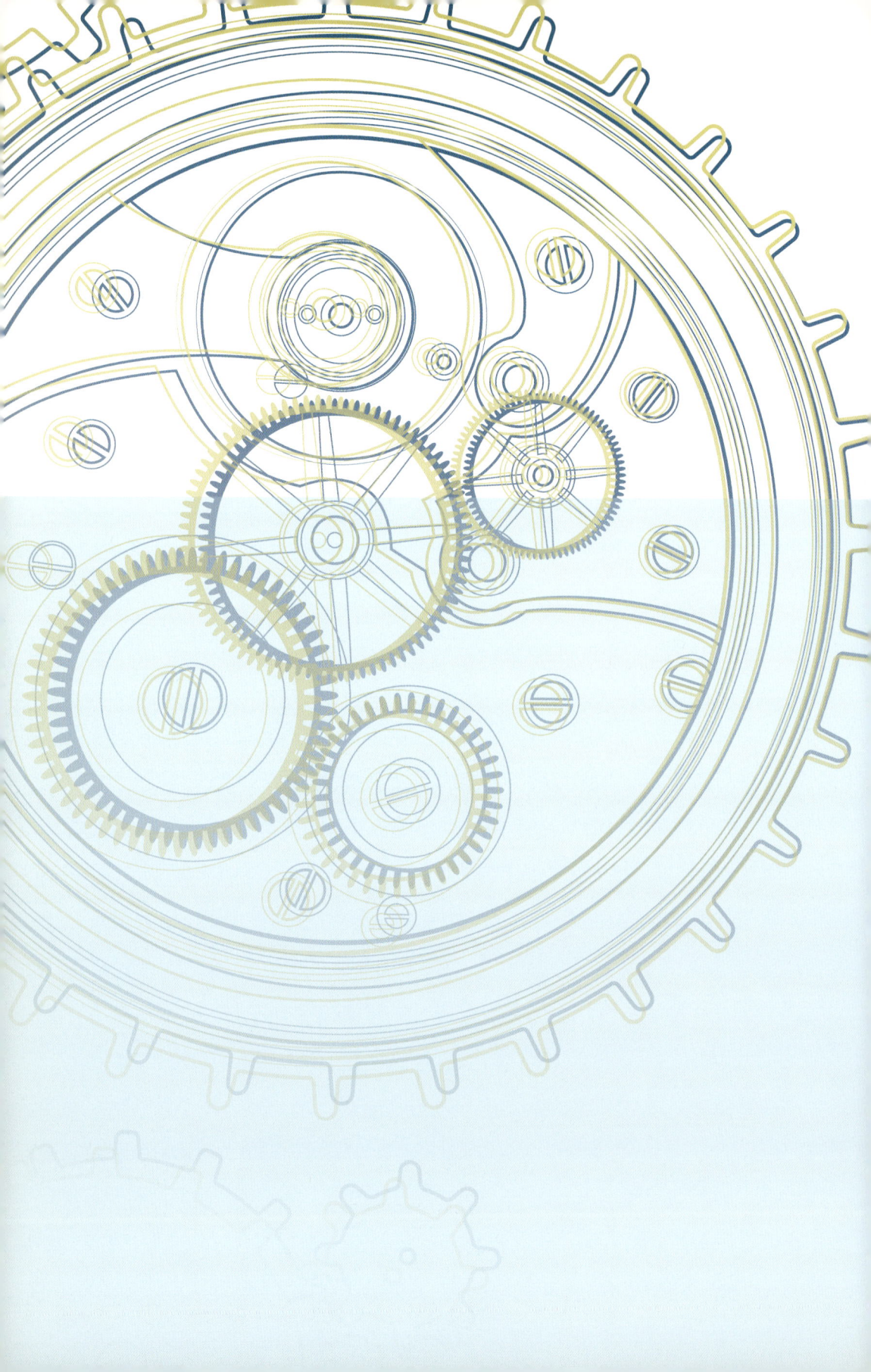

KAPITEL 3

Kapitel 3

AUSDAUERTRAINING FÜR DEN KOPF

3.1 Effekte eines Ausdauertrainings auf den Kopf

Die Forschergruppe um Arthur F. Kramer vom Beckman Institut der Universität Illinois untersuchte unter Einsatz eines Verfahrens zur Messung der Hirnaktivität (Magnetresonanztomografie, MRT) die Auswirkungen eines sechsmonatigen Ausdauertrainings (Walking-Programm) auf das Gehirn. Die Ergebnisse sind beeindruckend: Die Testpersonen des Ausdauerprogramms zeigten bessere Leistungen bei der Lösung einer Aufgabe zur zielgerichteten Steuerung der Aufmerksamkeit als die Personen, die lediglich an einem Stretchingprogramm teilgenommen hatten. Die besseren kognitiven Leistungen der ausdauertrainierten Personen beruhten auf deutlich veränderten Aktivierungen in den Gehirnregionen, die mit der Kontrolle der Aufmerksamkeit verbunden sind. Nicht trainierte Personen benötigten dagegen mehr Gehirnkapazität in der Region, die für die Hemmung aufgabenirrelevanter Informationen zuständig ist.

Das bedeutet: Ausdauertrainierte ältere Menschen können ihre Aufmerksamkeit gezielter steuern. Das Gehirn eines ausdauertrainierten älteren Menschen benötigt einen geringeren Aufwand, um wichtige von unwichtigen Informationen zu unterscheiden – es arbeitet effektiver.

Die Arbeitsgruppe um Wildor Hollmann von der Deutschen Sporthochschule Köln konnte nachweisen, dass ältere Personen nach einem Ausdauertraining Hirnaktivierungsmuster zeigen, die denen jüngerer Personen ähneln. Diese Ergebnisse deuten darauf hin, dass ein gezieltes Ausdauertraining im Alter – schon nach relativ kurzer Zeit – eine effektive und flexible Nutzung der kognitiven Ressourcen fördert. Eine Studie des Jacobs Centers für Lebenslanges Lernen der Jacobs University in Bremen konnte dies bestätigen. Darüber hinaus konnten die Forscher zeigen, dass nicht nur ein sechsmonatiges Training positive Effekte hat, sondern dass auch nach 12 Monaten Training weitere positive Effekte auf das Gehirn nachgewiesen werden können. Die Trainingseffekte stiegen nahezu linear über den einjährigen Trainingszeitraum an. Das bedeutet, dass auch nach 12 Monaten noch kein Limit erreicht ist, sondern unser Gehirn enorme Ressourcen aufweist.

Auch Effekte körperlicher Aktivität auf die anatomische Struktur des Gehirns konnten nachgewiesen werden. Mitarbeiter des Beckman Instituts haben mit bildgebenden Verfahren einen deutlichen Rückgang in der Gewebedichte des Gehirns in Abhängigkeit vom Alter zeigen können, und zwar in fast allen Kortexregionen. Allerdings waren diese Verluste bei Personen mit guter Ausdauerleistungsfähigkeit deutlich geringer.

Experimente mit Mäusen belegen, dass regelmäßige sportliche Aktivität die Neubildung von Nervenzellen und ihre Verknüpfungen fördert. Die durch körperliche Aktivität angeregten neurophysiologischen Veränderungen führen außerdem zu einem verbesserten Gehirnstoffwechsel (die Dichte der kleinen Blutgefäße im Gehirn wird erhöht) und damit zu einer gesteigerten kognitiven Leistungsfähigkeit.

3

■ **Das heißt:** Regelmäßiges Ausdauertraining kann die Strukturen und Funktionen des Gehirns verändern.

3.2   Belastungsdosierung

Die gewünschten Effekte auf das Gehirn zeigten sich in unterschiedlichen Studien nach einem Walking-Training, das 2-3 x pro Woche für etwa 45 min mit moderater Belastung durchgeführt wurde. In der Regel wurde zuvor die Ausdauerleistungsfähigkeit der Studienteilnehmer mit etablierten Methoden, wie der Spiroergometrie oder dem 1-Meile-Gehtest bestimmt und das Training daraufhin über vorgegebene Herzfrequenzbereiche gesteuert.

- Ob auch Ausdauertrainingseinheiten mit geringerer Intensität, mit kürzerer Dauer oder weniger Trainingseinheiten pro Woche wirkungsvoll sind, lässt sich zum jetzigen Zeitpunkt nur schwer beantworten. Es gibt aber Hinweise, dass die Gesamtalltagsaktivität, gemessen über den Gesamtkalorienverbrauch durch jede Form von Bewegung, ein wichtiger Faktor ist.

Damit eine Ausdauerbelastung die gewünschten Effekte hervorruft, muss die Belastungsintensität individuell angepasst und auch mittels einer Trainingssteuerung überprüft werden. Nur dann kann eine Unter- und insbesondere eine Überforderung vermieden werden. Damit Ausdauertraining positive Effekte auf das Gehirn hat, haben bisherige Studien gezeigt, **dass die Belastung um bzw. oberhalb der aeroben Schwelle, jedoch unbedingt unterhalb der anaeroben Schwelle liegen sollte**. Das bedeutet, die Ausdauerbelastung soll so intensiv sein, dass der Organismus die benötigte Energie in erster Linie aerob zur Verfügung stellt. Präzise und etablierte Methoden, die aerobe und anaerobe Schwelle zu ermitteln, sind *Spiroergometrie* oder *Laktatleistungstests*. So liegen exakte Herzfrequenzwerte für die jeweiligen Schwellen vor. Das Training wird dann mithilfe dieser Herzfrequenzwerte gesteuert. In der Praxis ist eine individuelle Ermittlung der Schwellenwerte recht aufwendig und kostenintensiv, sodass andere Verfahren zur Steuerung der Trainingsintensität eingesetzt werden können. Im Folgenden werden Alternativen zur Trainingssteuerung vorgestellt, die sich im Gesundheits- und Fitnesssport bewährt haben.

3.2.1   Steuerung der Trainingsintensität über die Herzfrequenz

Aus wissenschaftlichen Studien ist bekannt, dass eine moderate Belastung – zwischen aerober und anaerober Schwelle – ungefähr zwischen 60 und 85 % der maximalen Herzfrequenz liegt. Bei 60 % liegt eine geringe Belastungsintensität bei aerobem Stoffwechsel vor, während bei 80 % eine hohe Belastungsintensität bei aerob-anaerobem Mischstoffwechsel vorliegt.

Ist es nicht möglich, die maximale Herzfrequenz über eine Ausbelastung individuell zu ermitteln, kann sie mithilfe des Rockport 1-mile-Walk-Tests, bei dem eine Meile so schnell wie möglich gewalkt wird, abgeschätzt werden. Die maximale Herzfrequenz stellt dann die Herzfrequenz dar, die am Ende des Tests erreicht wird.

Ist es nicht möglich, diese Tests durchzuführen, kann die maximale Herzfrequenz über die Formel 220 – Lebensalter abgeschätzt werden. Hierbei können jedoch Einflussgrößen der Herzfrequenz (z. B. Erbgut, Trainingszustand, Klima, Ausdauersportart) nicht berücksichtigt werden, sodass die Abschätzformel nur eine Grobschätzung der maximalen Herzfrequenz darstellt.

Dem Übungsleiter muss bekannt sein, ob eine Person herzfrequenz- oder blutdrucksenkende Medikamente (z. B. Betablocker) einnimmt. In so einem Fall ist die oben angeführte Formel nicht anwendbar, sondern es müssen ärztlich angegebene Obergrenzen der Herzfrequenz eingehalten werden. Die übrige Trainingssteuerung sollte mithilfe des subjektiven Belastungsempfindens durchgeführt werden.

3

Die Berechnung des Herzfrequenzintervalls für die Ausdauerbelastung kann also aus folgender Formel abgeschätzt werden:

(220 - Lebensalter) x X % mit X zwischen 60 und 80 %

Die Herzfrequenz sollte möglichst mit einem elektronischen Herzfrequenzmessgerät erfasst werden. Steht dieses nicht zur Verfügung, muss die Pulsfrequenz manuell am

Handgelenk (auf der Daumenseite innen) oder an der Halsschlagader mit Zeige- und Mittelfinger gemessen werden (10 s Pulsschläge zählen, Wert mit 6 multiplizieren). Erfahrungsgemäß kann es hier zu Fehlern kommen, insbesondere bei älteren Personen. Im Einzelfall können Unterschiede von 20-25 Schlägen/min zwischen manueller und elektronischer Messung auftreten. Zudem macht der elektronische Herzfrequenzmesser die Frequenz auch während der Belastung sichtbar, während hingegen das Ausdauertraining für die manuelle Messung unterbrochen werden muss.

3.3.2 Steuerung der Trainingsintensität über das subjektive Belastungsempfinden

Eine mögliche Steuergröße zur Regulierung der Belastungsintensität, die sich insbesondere in Gesundheits- und Fitnesssport bewährt hat, ist das subjektive Belastungsempfinden. Ist keine individuelle Ausbelastung vor Trainingsbeginn möglich, so sollte möglichst diese Methode angewandt werden. Am besten eignet sich eine Kopplung von Herzfrequenzmessung und subjektivem Belastungsempfinden, um möglichst genaue Informationen zur Trainingsbelastung zu erhalten. Das subjektive Belastungsempfinden ist umso besser anwendbar, je zuverlässiger die eigene Körperwahrnehmung und reale Selbsteinschätzung ist. Sie sollte regelmäßig geübt werden, um eine aussagekräftige Selbsteinschätzung der Belastungsintensität zu erhalten. Es hat sich gezeigt, dass sich die Körperwahrnehmung bei regelmäßigem Ausdauertraining rasch verbessert, sodass eine korrekte Belastungseinschätzung erlernt werden kann. Auf der Basis der 15-stufigen Borg-Skala wurde an der Universität Bayreuth eine siebenstufige Skala entwickelt:

		entspricht % max. HF
▪ 1	sehr leicht	
▪ 2	leicht	
▪ 3	leicht-mittel	70-80 %
▪ 4	mittel	80-85 %
▪ 5	mittel-schwer	85-90 %
▪ 6	schwer	90-93 %
▪ 7	sehr schwer	100 %

Studien haben deutlich gemacht, dass das subjektive Belastungsempfinden sehr gut mit herzfrequenzgesteuerter Belastung korreliert. Ab Stufe 3 „leicht-mittel" können den Stufen eindeutig korrespondierende Prozentsätze der maximalen Herzfrequenz zugewiesen werden. Für Ausdauertraining mit Ziel des Gehirntrainings sollte eine moderate Belastung vorliegen, das bedeutet, die Sportler sollten sich auf den Stufen 3 „leicht–mittel" bzw. 4 „mittel" hinsichtlich ihres subjektiven Belastungsempfindens einordnen. Der Sportler sollte während des Ausdauertrainings in sich hineinhören und sich so belasten, dass die Belastung als „leicht-mittel" bzw. „mittel" empfunden wird.

Da außer regelmäßigem Üben keine weiteren Voraussetzungen (z. B. Geräte) an die Trainingssteuerung mithilfe des subjektiven Belastungsempfindens gekoppelt sind, hat sich diese Form der Trainingssteuerung in der Praxis sehr gut bewährt.

3.3.3 Weitere Möglichkeiten zur Steuerung der Trainingsintensität

Auch sogenannte *weiche Kriterien*, wie Atemrhythmus, Sprechen während der Belastung oder allgemeine Erschöpfung, können zur Steuerung der Trainingsintensität eingesetzt werden. Diese Kriterien sollten jedoch möglichst nur ergänzend neben Herzfrequenzmessung und Einschätzung des subjektiven Belastungsempfindens eingesetzt werden, da sie keine differenzierte Einschätzung bieten können. Falls jedoch keine Herzfrequenzmessgeräte vorhanden sind, die manuelle Überprüfung des Belastungspulses nicht möglich ist und die Einschätzung des subjektiven Belastungsempfindens bisher in der Trainingsgruppe noch nicht geübt wurde, bieten die folgenden Kriterien wenigstens eine Grobeinschätzung der Trainingsintensität.

So kann beispielsweise der Atemrhythmus helfen, die individuelle Belastungsintensität zu steuern. Eine moderate Belastung korreliert hier mit einem Vier-Schritt-Atem-Rhythmus (vier Schritte ein- und vier Schritte ausatmen). Je höher die Belastung ist, desto schneller wird geatmet.

Wenn die Teilnehmer nicht mehr in der Lage sind, ein zusammenhängendes Gespräch mit dem Trainingspartner zu führen (Sprechtest), so ist die Belastung zu intensiv. Prinzipiell gilt, dass große Erschöpfung nach der Belastung ein Zeichen dafür ist, dass zu intensiv trainiert wurde.

3.3 Ausdauertraining in der Natur

Für ein Ausdauertraining eignet sich eine Vielzahl an Ausdauersportarten, wie z. B. Walking, Nordic Walking, Lauftraining, Schwimmen, Rudern, Wandern oder Gerätetraining. Sprechen gesundheitliche Probleme nicht gegen eine bestimmte Sportart, z. B. sollten bei Gelenkproblemen oder starkem Übergewicht kein Lauftraining, sondern eher gelenkschonende Sportarten wie Walking oder Schwimmen durchgeführt werden, so sollte je nach Motivation die individuell passende Sportart ausgewählt werden. Die in Kap. 3.4 beschriebenen Spielformen können auch in der Natur beim Walking- oder Lauftraining eingesetzt werden.

Die von Erwachsenen am häufigsten ausgeübten Ausdauersportarten Walking und Nordic Walking werden im Folgenden näher dargestellt.

3.3.1 Walking und Nordic-Walking

Für richtiges Walking genügt es nicht, einfach etwas schneller zu gehen. Nur die richtige Technik macht aus Gehen die Ausdauersportart Walking und schont gleichzeitig die Gelenke.

Beim Walking setzt der Fuß zuerst mit der Ferse auf und rollt dann über die ganze Sohle bis zu den Zehen ab. Danach muss sich kräftig mit den Zehen vom Boden abgedrückt werden, während die Ferse des anderen Fußes am Boden aufsetzt. Es befindet sich also immer ein Fuß auf dem Boden und es findet – im Gegensatz zum Jogging – keine Flugphase statt. Die Beine sind dabei parallel zueinander, die Schritte nicht zu groß und die Fußspitzen zeigen in Gehrichtung. Der Oberkörper ist beim Walken ganz aufgerichtet, die Schultern sind hinten und unten, damit sich der Brustkorb

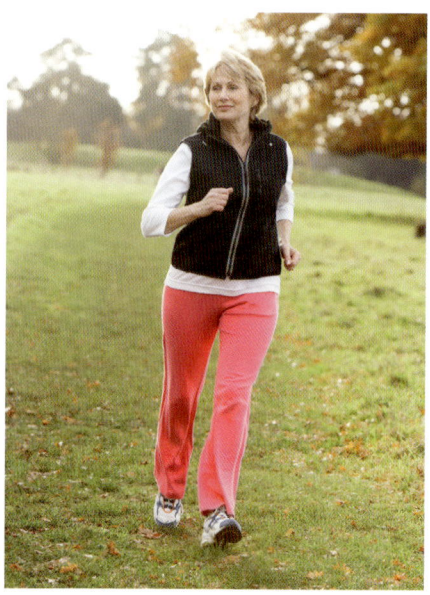

Walking

weiten kann. Der Blick sollte etwa 3-5 m nach vorne auf den Boden gerichtet werden. Die Arme sind im Ellbogen etwa 90° angewinkelt und bewegen sich gegengleich zu den Schritten aktiv mit. Die Hände sollten zu lockeren Fäusten geschlossen werden.

Beim Nordic Walking ist die Ausdauerbe-lastung aufgrund des Stock- und damit vermehrten Armeinsatzes bei gleicher Walk-Geschwindigkeit höher als beim Wal-king. Die Walking-Technik der Beine so-wie die Haltung des Oberkörpers bleiben gleich. Die Arme führen die Walking-Stö-cke aktiv mit sich. Dabei soll eine Beugung in den Armen vermieden werden. Die Arme schwingen nahe am Körper, nahezu gestreckt, mittels einer Schulterrotation nach vorne. Der Stock wird neben oder hinter dem Körper eingesteckt. Der rechte Stock hat dann Bodenberührung, wenn die linke Ferse aufsetzt und umgekehrt. Die Hände sind dabei leicht geöffnet und grei-fen nur beim Einstechen des Stocks kurz

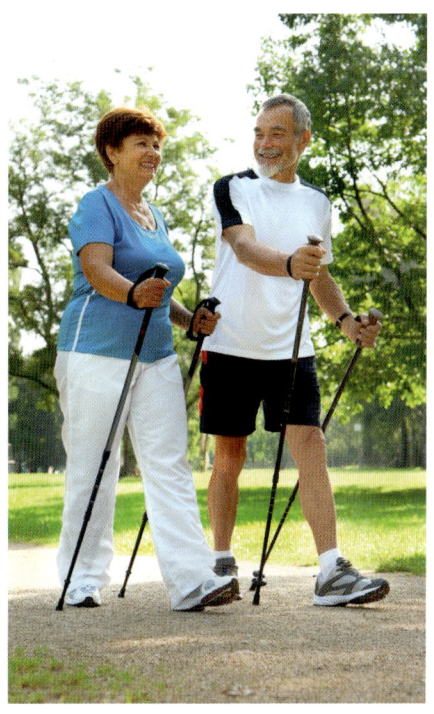

Nordic Walking

3

zu. Eine Verspannung der Nackenmuskulatur ist nur dann zu vermeiden, wenn die Arme nicht zu stark nach vorne oben angehoben werden, nicht angewinkelt werden und der Blick etwa 3-5 m nach vorne auf den Boden gerichtet ist.

Um die beschriebenen Effekte auf das Gehirn zu erreichen, sollte möglichst 3 x pro Woche 45 min gewalkt werden.

3.4 Ausdauertraining in der Halle

Kann das Ausdauertraining nicht in der Natur durchgeführt werden, so gibt es auch die Möglichkeit, dieses in der Halle durchzuführen. Da Ausdauertraining in der Halle aufgrund der fehlenden Naturanreize häufig Gefahr läuft, langweilig oder eintönig zu wirken, sollte der Übungsleiter motivierende Elemente, z. B. Einsatz von Musik, Partnerübungen, einbauen.

Ziel sollte es sein, die Teilnehmer insgesamt ca. 45 min zu bewegen. Phasen des reinen Laufens bzw. Walkens (Technik siehe Kap. 3.3) können sich mit Gehpausen und integrierten Spielen abwechseln. Der Übungsleiter sollte darauf achten, dass zwischen den Spielformen möglichst keine Pausen entstehen.

3.4.1 Ausdauerspiele

Autospiel

Die Teilnehmer walken oder laufen durcheinander durch die Halle. Der Übungsleiter gibt das Kommando, in welchem „Gang" gelaufen werden soll, z. B. erster Gang, zweiter Gang, dritter Gang, Rückwärtsgang. Bei höheren Gängen sollen die Teilnehmer die Geschwindigkeit erhöhen und beim Rückwärtsgang sich rückwärts fortbewegen.

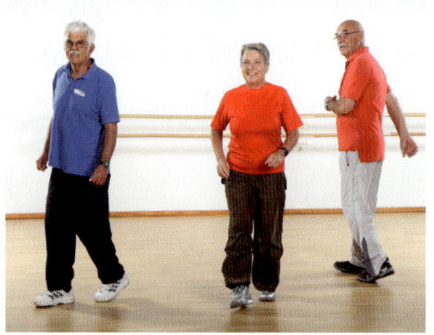

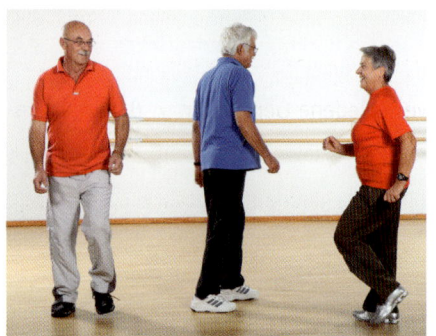

Autospiel

Überholmanöver

Die Teilnehmer walken oder laufen moderat in zwei parallelen Schlangen. Die jeweils Letzten der Schlange überholen so schnell wie möglich ihre Schlange in der Mitte zwischen beiden Schlangen und reihen sich am Anfang ihrer Schlange wieder ein.

Tipp: Da die beiden Überholer in einem kleinen Wettkampf zueinander stehen, wer seine Gruppe zuerst überholt hat, sollte der Übungsleiter hier sehr auf die Trainingssteuerung achten. Besteht die Gefahr, dass sich die Teilnehmer dadurch überbelasten, sollte das Spiel nur mit der Walking-Technik ausgeführt werden, da dann die Intensität nicht zu hoch sein kann.

Blindenhund

Je zwei Teilnehmer bilden ein Paar. Einer der beiden schließt die Augen und walkt oder läuft blind. Dabei wird er von seinem Partner taktil (z. B. Antippen auf der linken Schulter bedeutet Vierteldrehung nach links, Klopfen auf dem Rücken bedeutet Stopp) oder verbal durch die Halle gelotst.

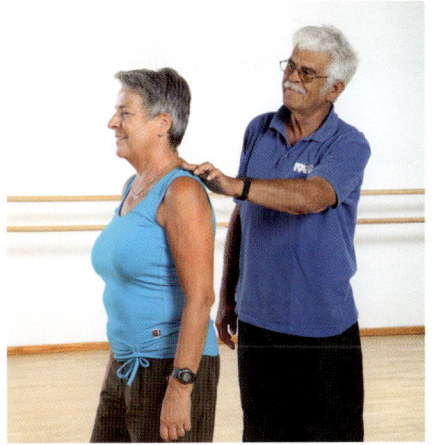

Blindenhund

Verschiedene Gehformen

Die Teilnehmer gehen auf Musik durch den Raum. Sie bekommen die Aufgabe, dabei verschiedene Gehformen, z. B. gehen, traben, Seitgalopp, Knie heben, Fersen nach hinten schleudern bis hin zum Anfersen, auszuprobieren.

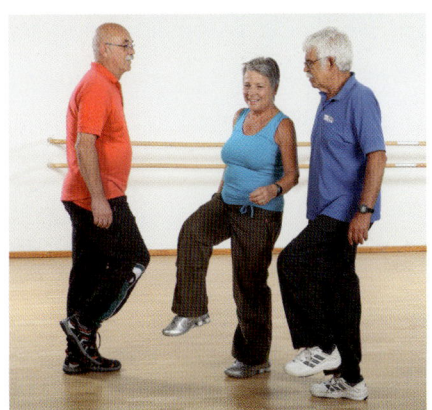

Verschiedene Gehformen

3

Zeitschätzläufe

Die Teilnehmer sollen eine vorgegebene Zeit (z. B. 10 min) laufen bzw. walken und nach Erreichen dieser Zeit stehen bleiben. Der Übungsleiter meldet dann zurück, ob und wie gut die angestrebte Zeit erreicht wurde.

Tempogefühl – gleichmäßig laufen

Die Teilnehmer bilden jeweils Paare. Sie laufen oder walken um ein vorgegebenes Viereck (z. B. Basketballfeld). Hierbei läuft einer von beiden im Uhrzeigersinn, der andere gegen den Uhrzeigersinn. Nach einer vorher bestimmten Zeit (z. B. 5 min) pfeift der Übungsleiter und die Teilnehmer drehen ihre Laufrichtung um 180°. Nach weiteren 5 min pfeift der Übungsleiter erneut. Bei gleichmäßigem Lauftempo müssten die Paare sich dann wieder an der Stelle getroffen haben, an der sie losgelaufen sind. Der Übungsleiter sollte vorher deutlich machen, dass nicht eine bestimmte Geschwindigkeit notwendig ist und dass auch die Paare unterschiedlich schnell laufen können. Ziel ist es, für jeden Einzelnen ein gleichmäßiges Tempo zu laufen.

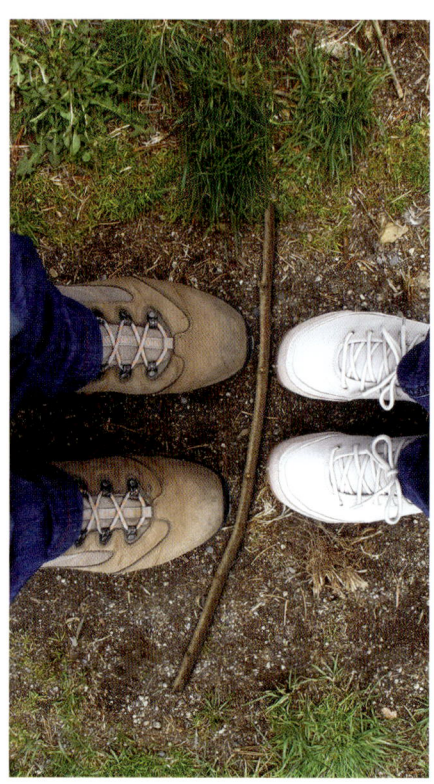

Zwei Läufer begegnen sich wieder am Startpunkt.

Würfelspiel

Die Teilnehmer bilden Mannschaften mit jeweils 3-5 Personen. Jede gibt sich einen klangvollen Namen, der sich gut im Chor rufen lässt. Alle Mannschaften erhalten einen Augenwürfel. In der Halle liegen am Boden Zettel mit groß geschriebenen Zahlen von 1 bis 150 aus.

Nach dem Startzeichen des Übungsleiters beginnen alle zu würfeln. Wirft Mannschaft A zum Beispiel eine 5, so suchen alle Mitglieder dieser Gruppe die entsprechende Zahl. Wer sie zuerst entdeckt, trommelt mit dem „Schlachtruf" die eigene Mannschaft zusammen. Bei dem Zettel mit der 5 wird erneut gewürfelt. Dieser Wurf gibt das nächs-

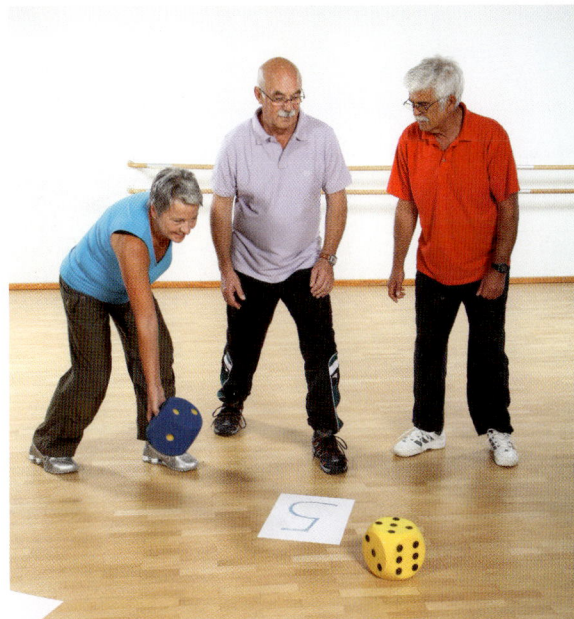

te Laufziel an. Fällt eine 3, so wird die zur 5 addiert, und das nächste Ziel ist die 8. Alle Mitglieder der Mannschaft A schwärmen aus und suchen die 8. Ist sie gefunden, geht es dort in gleicher Weise weiter. Mannschaft B startet womöglich bei 4 und setzt das Spiel in gleicher Weise fort wie Mannschaft A. Welche Mannschaft erreicht oder überschreitet zuerst die Zahl 150?

Würfelspiel

3

A-B-C-Lauf

In der Halle sind durcheinander die Buchstaben des Alphabets ausgehängt (mit Kreppklebestreifen befestigen). Die Teilnehmer starten bei unterschiedlichen Buchstaben,

die zu Beginn festgelegt werden. Von dort ausgehend, laufen alle in der richtigen Reihenfolge das gesamte ABC ab. Peter startet bei D, läuft von dort zum E, zum F, zum G usw. und setzt nach dem Z mit A fort. Er hat seinen Rundlauf beendet, wenn er das C erreicht. Karin beginnt mit L und endet bei K.

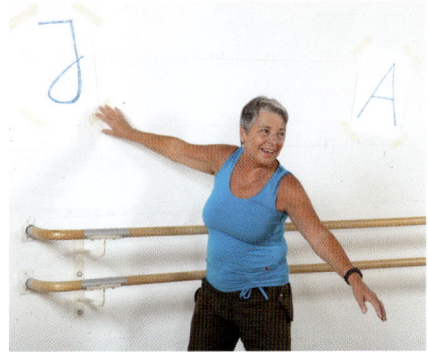

A-B-C-Lauf

3.5 Ausdauertraining im Sitzen und im Stand

Bei hochaltrigen und pflegebedürftigen Teilnehmern ist oft erkrankungsbedingt ein Ausdauertraining in der Fortbewegung nicht möglich. Bei diesen Zielgruppen sollte unbedingt darauf geachtet werden, dass dennoch ein minimales Ausdauertraining erfolgt.

Dieses kann zwar kaum den oben geschilderten Vorgaben zur Ermittlung der optimalen Belastungsintensität und -dauer folgen, sollte aber trotzdem versucht werden. Orientierungshilfen für die Belastungsintensität geben das geäußerte subjektive Empfinden der Teilnehmer und vor allem die Beobachtung durch Pflege- und Betreuungspersonen, die auf der Basis ihrer Erfahrungen im Umgang mit dem Betroffenen eine Einschätzung vornehmen.

Schrittfrequenz und Tempo, Schritthöhe (Wie weit können die Knie hochgezogen, die Füße vom Boden gehoben werden?) und begleitender Armeinsatz sind Möglichkeiten zur Steuerung der Belastungsintensität. Weitere Anpassungsmöglichkeiten bietet die Belastungsdauer. Meist ist es günstig, bei Ungeübten mit einem Intervalltraining zu

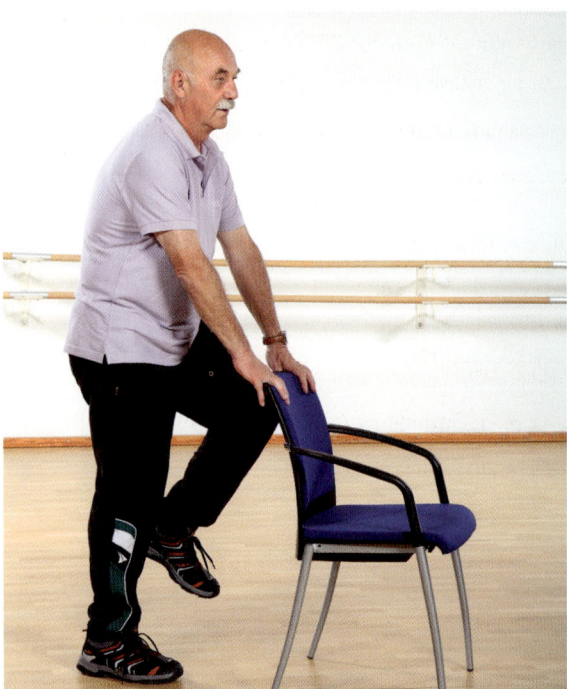

beginnen: Belastungs- und Ruhephasen wechseln in kurzen Abständen und steigern sich allmählich von zunächst wenigen Sekunden bis hin zu später mehreren Minuten.

Gehen am Platz im gesicherten Stand – also mit Haltemöglichkeit, zum Beispiel an der Rückenlehne eines vor dem Übenden stehenden Stuhls – ist eine gute Alternative zur Fortbewegung.

Ausdauertraining im Stand

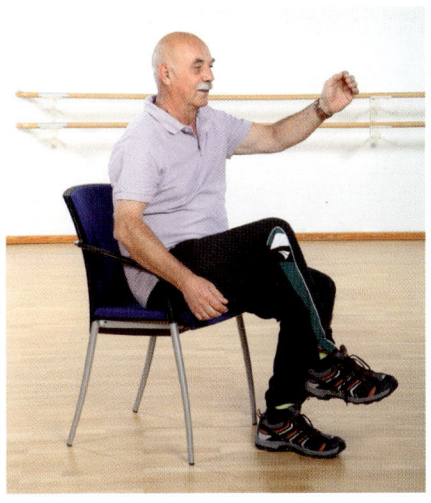

Ausdauertraining im Sitzen

Ist das Stehen für die Teilnehmer nicht mehr möglich, können die Teilnehmer auch „beim Sitzen gehen". Dazu bewegen sie beide Beine – wie beim Gehen – und setzen zusätzlich die Arme entsprechend schwungvoll ein.

Begünstigend ist bei derartigen Übungen Musik. Sie erhöht die Motivation und erleichtert das Durchhalten. Über die Musik lässt sich das Bewegungstempo steuern. Marschmusik und Wanderlieder animieren gerade alte Menschen oft zu fast automatischem Bewegen. Kommt die Musik nicht (nur) aus der „Konserve", also von einem Tonträger, sondern wird gemeinsam gesungen, so stärkt das gleichzeitig die Atmung und fördert Gemeinschaftserlebnis und Lebensfreude.

Alternativ zum Musikeinsatz kann eine Bewegungsgeschichte, bei der sich die Teilnehmer unterschiedliche Aktivitäten in wechselnden Umgebungen vorstellen, motivierend wirken: Wir wandern in der Ebene auf angenehm weichem Waldboden, kommen zu einem leichten Anstieg, steigen über Wurzeln ...

Solche Übungen sind insbesondere für pflegebedürftige Personen wichtig, die fast den ganzen Tag im Rollstuhl sitzend verbringen. Deren Füße stehen in der Regel stundenlang am Stück auf den Fußstützen des (oft nicht individuell angepassten) Rollstuhls. In einer solchen Sitzposition mit einem Winkel von weniger als 90° zwischen Oberschenkeln und Rumpf ist der Blutfluss nicht optimal gewährleistet. Deshalb sind Übungen, wie oben beschrieben, mehrmals täglich sinnvoll.

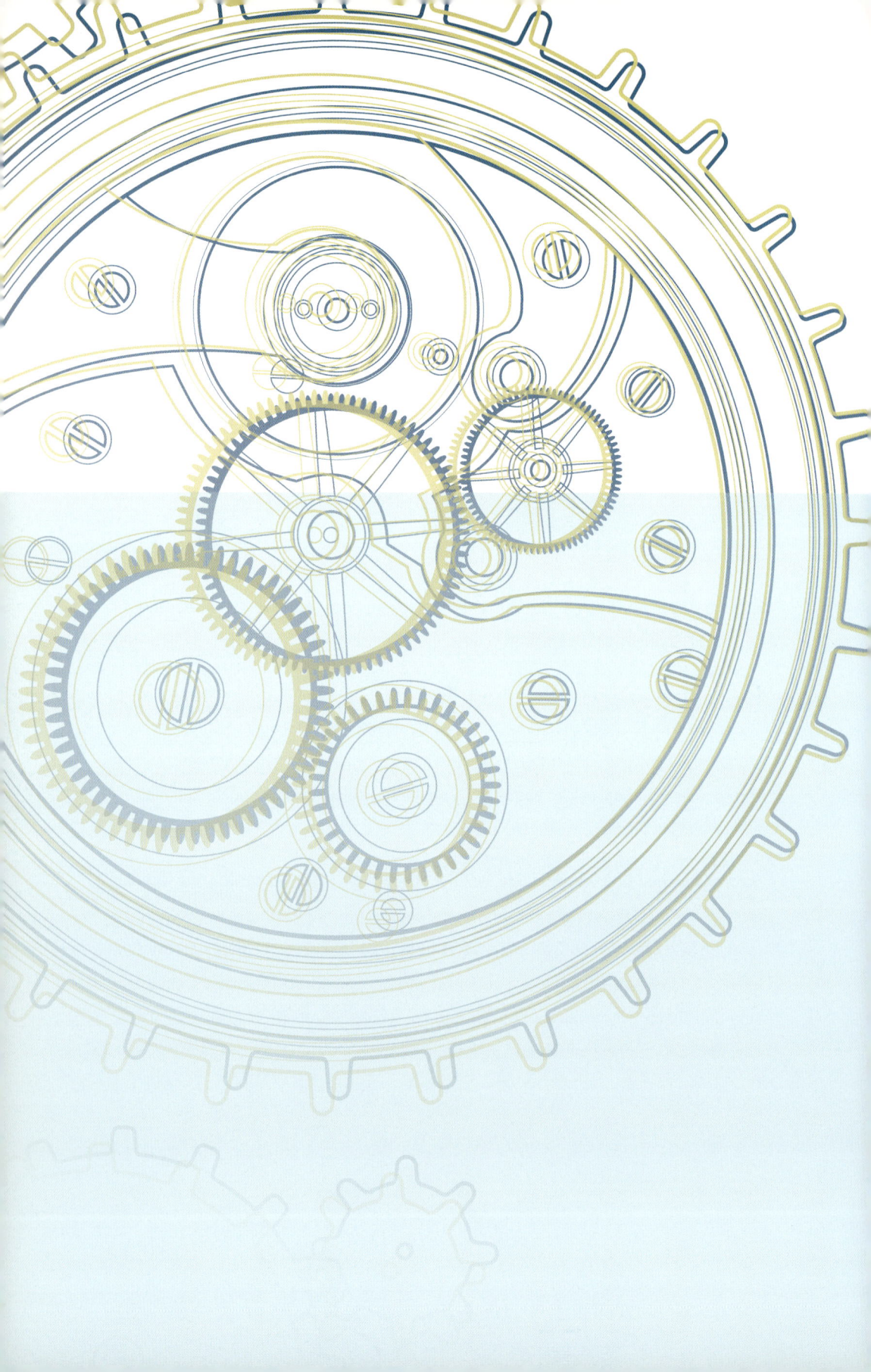

KAPITEL 4

Kapitel 4

DUAL-TASKING-TRAINING FÜR DEN KOPF

4.1   Effekte eines Dual-Tasking-Trainings auf den Kopf

In diesem Fall verstehen wir unter einem *Dual-Tasking-Training* ein Training, bei dem eine Bewegung mit der Lösung einer kognitiven Aufgabe kombiniert wird. Im Alltag ist man ständig mit Doppel- oder sogar Mehrfachaufgaben konfrontiert, zum Beispiel beim Auto- oder Fahrradfahren, beim Überqueren einer Straße oder wenn man einen Schlüssel aus der Tasche kramt, während man eine Treppe hinaufsteigt.

Man hat festgestellt, dass solche Doppelaufgaben eine große Herausforderung für das Gehirn darstellen. Denn auch eine konkrete Bewegung, wie zum Beispiel das Gehen oder das Treppensteigen oder auch das Aufrechterhalten des Gleichgewichts im Stehen oder in der Fortbewegung, erfordert Gehirnkapazität, insbesondere bei älteren Menschen. Denn: Die Motorik wird unaufhörlich vom Zentralnervensystem kontrolliert. Und das kostet Energie. Wie z. B. Ulman Lindenberger vom Max-Planck-Institut für Bildungsforschung in Berlin entdeckte, lösen Studienteilnehmer, die man auf einen wackeligen Untergrund stellt, eine kognitive Aufgabe schlechter als zuvor.

Besonders deutlich zeigt sich dies bei älteren Probanden. Können die Teilnehmer sich jedoch gleichzeitig an einem Geländer festhalten, steigt ihre kognitive Leistungsfähigkeit wieder. Ähnliches lässt sich auch im Alltag beobachten: Ältere Leute bleiben beim Spazierengehen oft stehen, wenn sie gleichzeitig mit einer anderen Person sprechen und einen Gedanken klarer fassen oder ausdrücken möchten. Das bedeutet: Wenn man sich bewegt und dabei gleichzeitig eine kognitive Herausforderung lösen muss, reicht die insgesamt vorhandene Gehirnkapazität oft nicht für die optimale Lösung beider Aufgaben aus. Es bleibt zu wenig Kapazität für die Lösung der kognitiven oder der motorischen Aufgabe übrig, beide Aufgaben können nicht mehr optimal bewältigt werden.

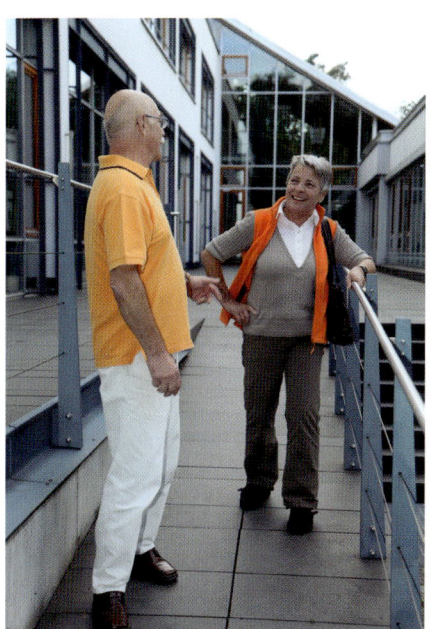 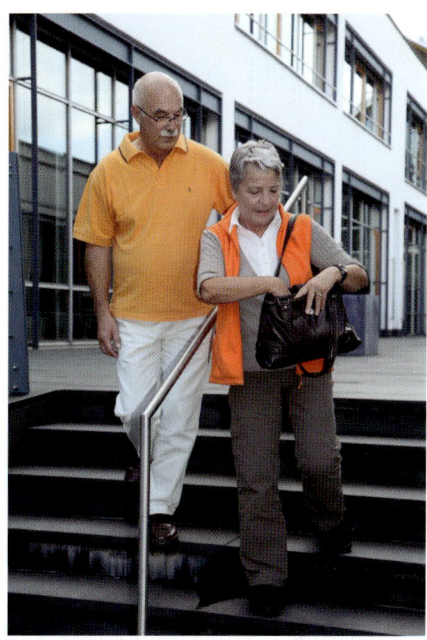

Dual-Tasking-Situationen im Alltag

Für ältere Menschen verschärft sich das Problem bei der Lösung von Dual-Tasking-Aufgaben im Alltag. Ältere Personen brauchen mehr kognitive Ressourcen als jüngere Personen, um Doppelaufgaben zu lösen, weil bei ihnen die motorischen Aufgaben weniger automatisiert ablaufen. Sie haben aber gleichzeitig weniger kognitive Ressourcen zur Bewältigung motorischer und kognitiver Aufgaben zur Verfügung. Das kann im Alter zu großen Problemen führen, wenn zwei oder mehr Aufgaben gleichzeitig erledigt werden müssen, weil die alten Menschen sowohl kognitiv als auch motorisch überfordert sind.

Ein Dual-Tasking-Training – so die Theorie – verschafft dem Gehirn wieder mehr freie Kapazität und verbessert dadurch sowohl die geistige Leistungsfähigkeit als auch die Sicherheit zur Bewältigung der Bewegungsaufgabe.

Zu vermuten ist nun, dass ein separates Training der kognitiven und der motorischen Funktionen dazu führt, dass sich die Kognition und die Motorik verbessern. Dadurch braucht man zur Bewältigung beider Aufgaben weniger Gehirnressourcen und verbessert die Leistungsfähigkeit. Das macht sich auch bei der Bewältigung von Doppelaufgaben im Alltag bemerkbar.

Noch besser mag es allerdings sein, wenn ein Dual-Tasking-Training durchgeführt wird, weil dabei das Gehirn kontinuierlich gefordert wird, die Aufmerksamkeit auf zwei Aufgaben zu verteilen.

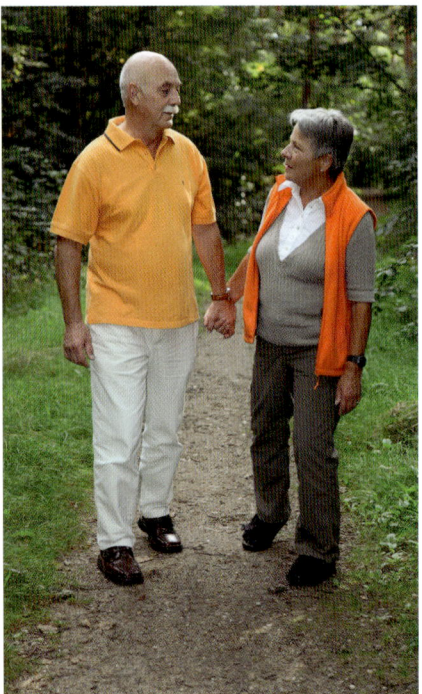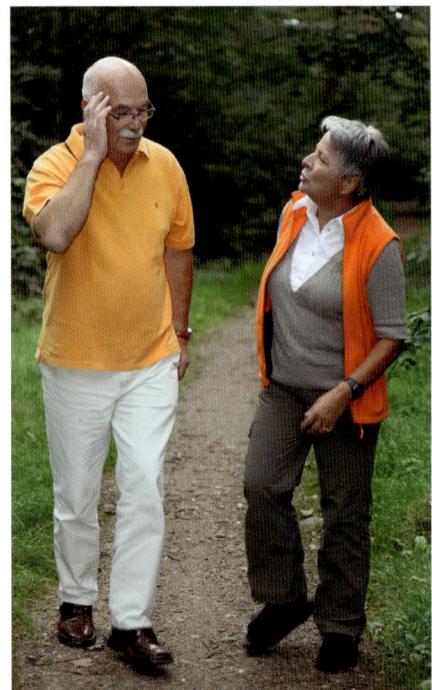

Dual-Tasking-Training

Zur Wirkung eines Doppelaufgabentrainings auf die kognitiven Funktionen im Alter gibt es bisher nur wenig gesicherte wissenschaftliche Erkenntnisse. Ein systematischer Literaturüberblick der Universität Hamburg und Jacobs University Bremen hat aber gezeigt, dass ein Dual-Tasking-Training die kognitive Leistung verbessert. Und dies gleich in zweifacher Hinsicht: Die Versuchspersonen haben eine kognitive Aufgabe besser gelöst, sie haben aber auch eine kognitive Aufgabe besser gelöst, wenn sie sich dabei gleichzeitig bewegen mussten.

4.2 Dual-Tasking-Training im Stand

Neben den im Folgenden aufgelisteten Übungen des Dual-Tasking-Trainings können auch Übungen und Spiele, die beim Koordinationstraining aufgelistet sind, eingesetzt werden, zum Beispiel die Schrittmusterübungen, Klopfen und Kreisen, Rhythmusübungen mit Händen und Beinen.

4.2.1 Übungsanregungen

Auf einem Bein stehen

Die Teilnehmer stehen auf einem Bein und lösen dabei kognitive Aufgaben, zum Beispiel:

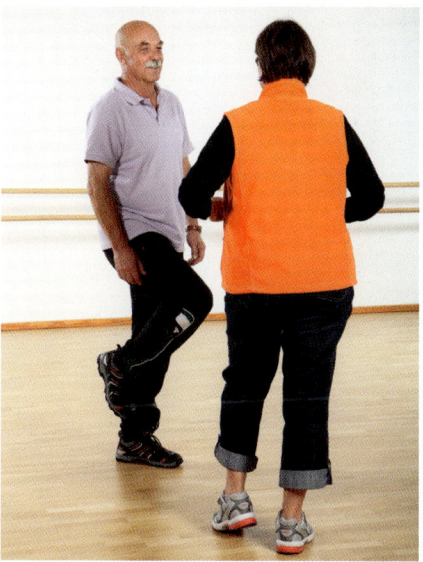

4

- Rechenaufgaben,
- Wortfindungsaufgaben (eine Blume mit A, einen Fluss mit K, ...),
- Assoziationsaufgaben (Woran werden Sie erinnert, wenn Sie an die „Sonne" denken? A – Angeln, B – Baden, C –...)
- ...

Auf einem Bein stehen

Ballwechsel-Rechnen

Die Teilnehmer bilden Paare. A und B werfen sich beständig einen Ball gegenseitig zu. Gleichzeitig werden – je nach Vorgabe – unterschiedliche Zähl- oder Rechenaufgaben bewältigt, zum Beispiel:

- Die Ballberührungen zählen. A wirft, B fängt und sagt „1", wirft zu B, B sagt „2", wirft zu A, A sagt „3" usw.
- Additionsaufgabe 1 bis 3. Beginnend bei 0, wird aufsteigend gezählt, indem nacheinander immer die Zahlen 1, 2 und 3 addiert werden. A beginnt und sagt „0". B

fängt und addiert 1, sagt „1". Als Nächster fängt wieder A, addiert 2 und sagt „3".
Danach fängt B, addiert 3 und sagt „6". Weiter geht es bei A, der wieder 1 addiert
und „7" sagt. B setzt fort, addiert 2 und sagt „9" usw.

- Subtraktionsaufgabe. Es wird von 100 rückwärts gezählt, indem immer 3 abgezogen werden – 97, 94, 91, 88 usw., bei jedem Fangen werden 3 abgezogen.

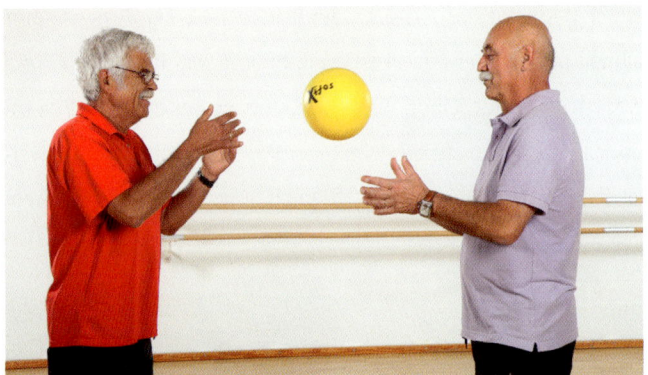

Ballwechsel-Rechnen

Bechern und buchstabieren

Die Teilnehmer halten jeweils einen großen Becher (Trinkbecher, große Joghurtbecher) in jeder Hand. Sie kippen in gleichmäßigem Takt einen Ball immer wieder vom einen in den anderen Becher. Gleichzeitig buchstabieren sie laut im Takt sprechend lange Wörter rückwärts, die der Übungsleiter oder ein anderes Gruppenmitglied vorgibt, zum Beispiel „Sonnenschein" N – I – E – H – C – S – N – E – N – N – O – S.

Es kann auch versucht werden, in der Gruppe einen gemeinsamen Takt zu finden und dann lange Wörter im Sprechchor rückwärts zu buchstabieren.

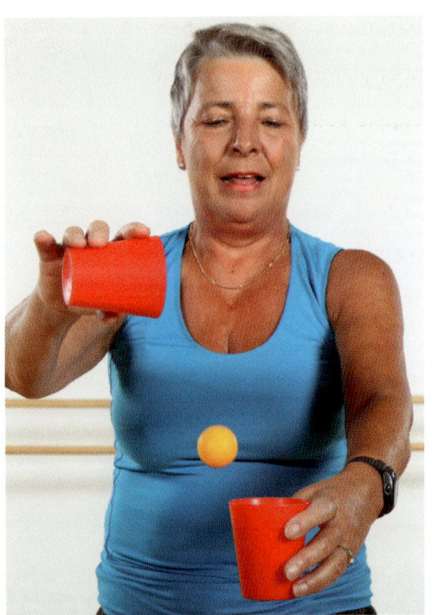

Bechern und buchstabieren

Pflanze oder Tier?

Die Teilnehmer bilden Paare. Die Partner stehen sich gegenüber. A steht auf einer labilen Unterlage (zum Beispiel Therapiekreisel, instabile Unterlage, zwei Tennisringe, Kissen, zusammengefaltete Wolldecke, aufgerollte Gymnastikmatte). B steht auf dem Boden. B hält zwei verschiedenfarbige Kirschsteinsäckchen in der Hand, zum Beispiel blau und rot. In unregelmäßiger Folge wirft A eines der beiden Säckchen B zu. B fängt und nennt möglichst schnell anschließend bei Blau eine Pflanze, bei Rot ein Tier und wirft dann sofort das Säckchen zurück. Dabei kann durchaus immer dieselbe Pflanze und dasselbe Tier genannt werden. Erst wenn ein zügiger Wurfwechsel bewältigt werden kann, kann man das Training durch neue Begriffe noch anspruchsvoller gestalten. Nach 10 Durchgängen wird gewechselt.

4

Variation 1: Es kommen vier Farben zum Einsatz – Blau und Gelb stehen für ein Tier, Rot und Grün für eine Pflanze.

Variation 2: Wie oben, aber jede Farbe erhält eine eigene Bedeutung – Blau = Stadt, Rot = Lebensmittel, Grün = Pflanze, Gelb = Vorname.

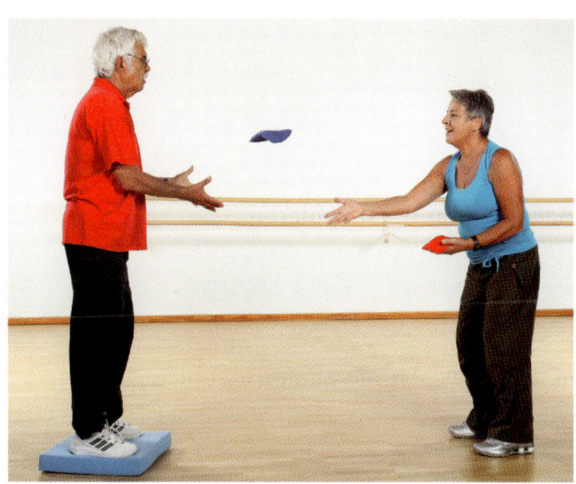

Pflanze oder Tier?

4.3   Dual-Tasking-Training in der Fortbewegung

Ideal ist es, wenn ein solches Training in freier Natur stattfindet. Das macht nicht nur meistens mehr Spaß, sondern hat als ganzheitliches Training zusätzlich quasi einen „Rundumeffekt". Es wirkt positiv auf die Stimmung, lässt Menschen völlig abschalten und der Hektik des Alltags entfliehen. Die Sinne werden vielfältig stimuliert, denn Tem-

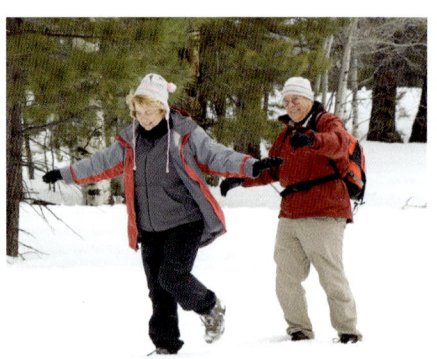

peratur, Wind, Regen, Sonne usw. wirken ebenso ein wie wechselnde Lichtverhältnisse, sich verändernde Umgebung. Unterschiedliche Gerüche regen an usw.

Zunehmend sind solche Angebote unter dem Stichwort „Brainwalking" zu finden. Beim Brainwalken geht es zwar nicht nur, aber auch um Dual-Tasking in der Fortbewegung.

Ein ganzheitliches Training in der Natur

4.3.1   Übungsprogramm

Spielkarten sortieren

Die Teilnehmer halten jeder ein gut gemischtes Kartenspiel in den Händen. In der Fortbewegung soll dieses so sortiert werden, dass am Ende die Kartenfolge einer zu Beginn angesagten Reihenfolge entspricht, zum Beispiel nach Kartenwerten aufstei-

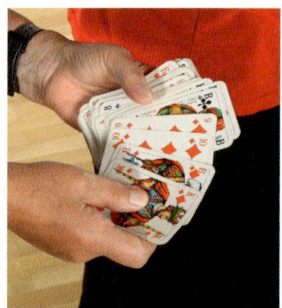

gend. Dann läge unten das Karo-As, gefolgt von Karo-Zwei, Karo-Drei usw. Danach käme die gleiche Folge in der Farbe Herz, dann Pik, dann Kreuz bis zum Kreuz-König als oberste Karte.

Alternativ sind andere Sortierungen möglich, zum Beispiel jeder Kartenwert einzeln in der Folge Kreuz – Herz – Pik – Karo, also Kreuz-As, Herz-As, Pik-As, Karo-As, gefolgt von Kreuz-Zwei, Herz-Zwei usw.

Spielkarten sortieren

Assoziationsalphabet

Die Teilnehmer bewegen sich zu Paaren oder in Dreiergruppen fort. Dabei erstellen sie im Kopf ein Wort-ABC zu einem vorgegebenen Thema, zum Beispiel: WIE KANN WAS-SER SEIN? – anregend, belebend, chlorhaltig, durchsichtig ...

Die Buchstaben X und Y werden meist ausgelassen.

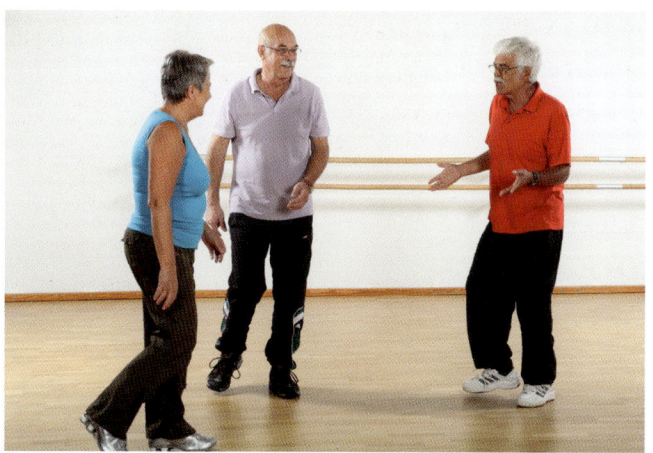

Assoziationsalphabet

Wörter bilden

Jeder Teilnehmer betastet unterwegs ein kleines Säckchen, gefüllt mit Holz- oder Plastikbuchstaben. Es gilt zunächst, die Buchstabenanzahl zu ermitteln. Anschließend sollen die Buchstaben erkannt und schließlich im Kopf zu immer unterschiedlichen Wörtern zusammengesetzt werden. Die Buchstaben werden nicht herausgenommen!

Enthält ein Säckchen zum Beispiel die Buchstaben E – N – I – H – G – R, so ließen sich u. a. die Wörter IN, REIN, ENG oder GEHIRN bilden.

Variation: Jeder Teilnehmer erhält nur einen einzigen Buchstaben, trägt diesen sichtbar vor sich her und gruppiert sich unterwegs mit anderen Teilnehmern zu immer neuen Buchstabengruppen, also Wörtern. Die Teilnehmer betrachten im Gehen die Buchstaben der anderen, überlegen sich entsprechende Wörter und bilden immer wechselnde Formationen.

Passende Silbenzahl

Die Teilnehmer bewegen sich zu Paaren oder in Kleingruppen fort. Dabei bilden sie immer neue Wortreihen zu vorgegebenen Themen. Zu jedem Thema ist ein Wort mit einer Silbe zu finden, eines mit zwei, drei … bis zu fünf Silben.

Beispiel	Fahrrad
1 Silbe	Schlauch
2 Silben	Sat-tel
3 Silben	Dy-na-mo
4 Silben	Si-cher-heits-schloss
5 Silben	Ge-päck-hal-te-gurt

Am Wegesrand

Die Teilnehmer sind in freier Natur oder in der Halle unterwegs. Niemand steht, alle bleiben in Bewegung. Zu Paaren oder in Dreiergruppen sehen sich alle um und bilden möglichst zügig Wortketten. Das heißt, ein Teilnehmer nennt einen beliebigen Gegenstand, den er gerade am Wegesrand sieht, zum Beispiel BAUM. Die Mitspieler schauen sich um und suchen einen Gegenstand, der mit dem letzten Buchstaben des genannten Worts, also M, beginnt, etwa eine MEISE. Der Nächste entdeckt ein ERDBEERFELD. Dann geht es mit D weiter.

Wer hat das Tuch?

Die Gruppe bewegt sich fort und gibt dabei ein Tuch oder ein Kirschsteinsäckchen in immer gleichbleibender Reihenfolge untereinander weiter: Fritz, Monika, Peter, Barbara, Roland, Karin, Lisa, Mark und dann wieder von vorn – Fritz, Monika, Peter … Dabei bleiben die Teilnehmer aber nicht in dieser Reihenfolge stehen, sondern bewegen sich durcheinander.

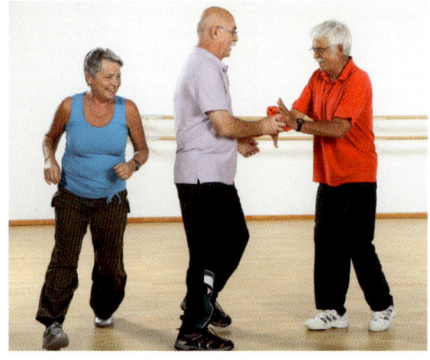

Wer hat das Tuch?

Variation 1: Es werden mehrere Gegenstände eingesetzt, die in dieser Folge weitergegeben werden.

Variation 2: Wie oben, aber gleichzeitig wird ein Ball mitgeführt, den die Teilnehmer ausschließlich mit den Füßen fortbewegen.

Hinter Ihnen geht einer ...

Die Teilnehmer bewegen sich in einem begrenzten Areal, einer Wiese, einem Park, einer Halle. Sie gehen oder laufen zu Paaren hintereinander durch den Raum. Je nach Trainingszustand werden dabei unterschiedlich viele Anlaufpunkte gewählt. A geht vor, B folgt und imitiert dabei die Fortbewegungsart von A, zum Beispiel gebeugt oder aufrecht, mit großen Schritten oder mit kleinen Tippelschritten, auf den Fersen oder auf den Ballen usw. Gleichzeitig versuchen beide, sich die Streckenführung zu merken. Es folgt ein zweiter Durchgang. Dann geht B vor, A folgt, möglichst auf demselben Raumweg. Fortgeschrittene versuchen, zusätzlich die gleichen Gangarten auf den einzelnen Abschnitten zu wählen.

4

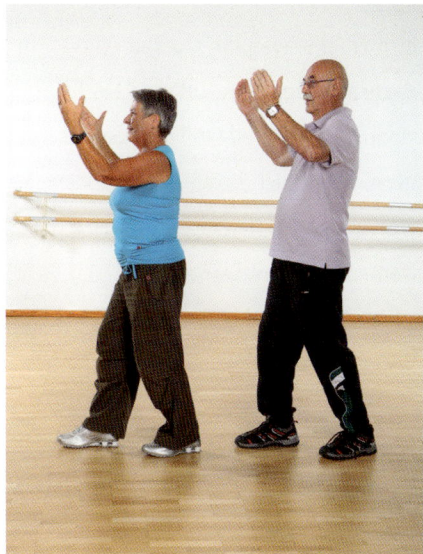

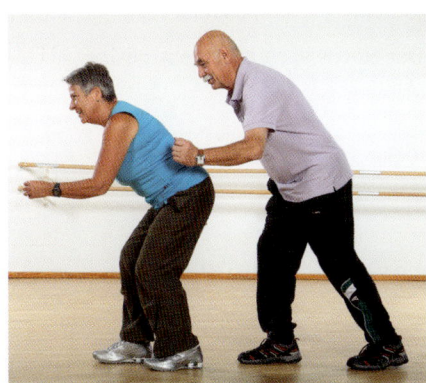

Hinter Ihnen geht einer ... – gebeugtes Gehen.   *Hinter Ihnen geht einer ... – aufrechtes Gehen.*

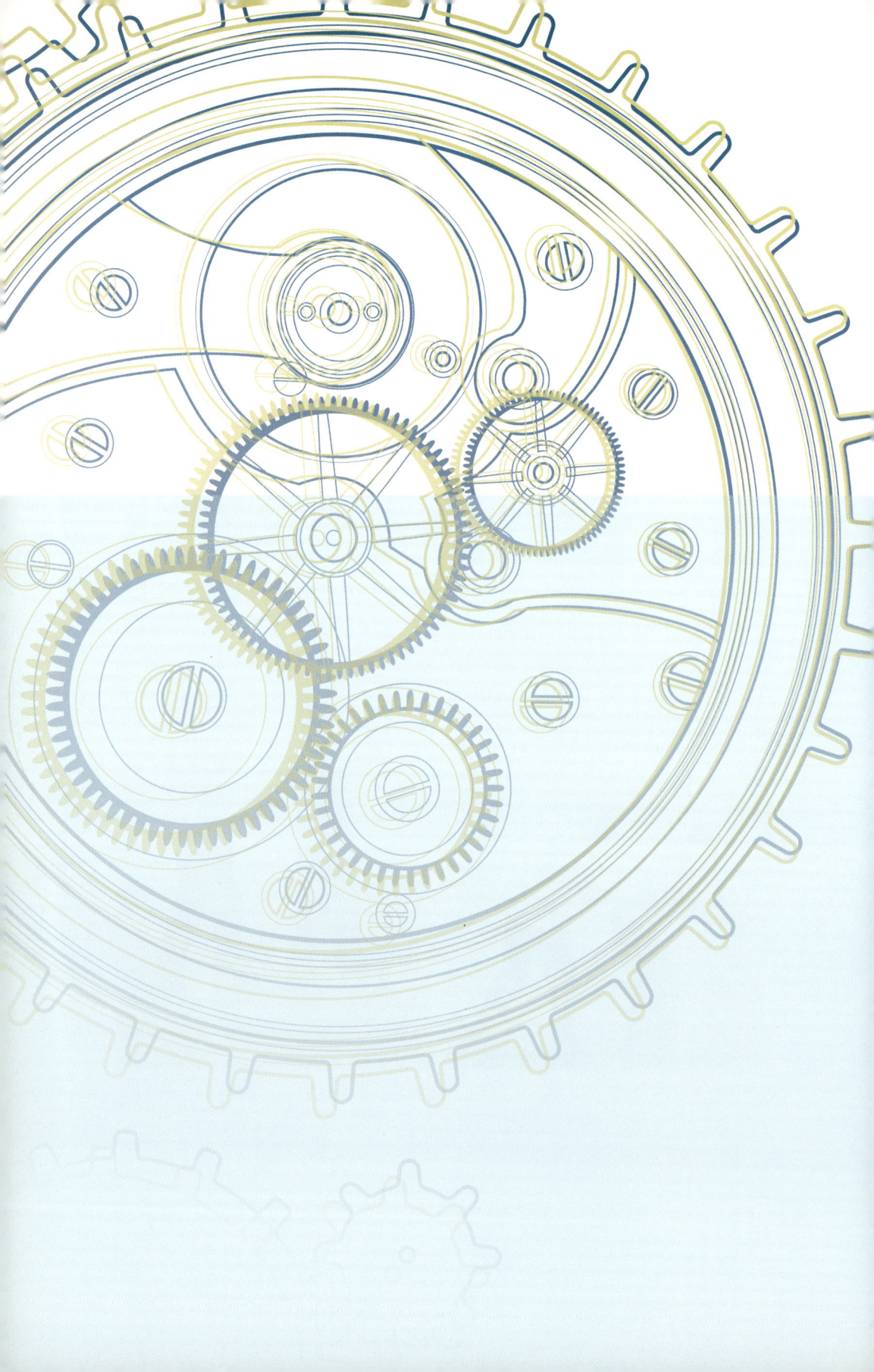

KAPITEL 5

Kapitel 5

PSYCHOMOTORISCHE AKTIVIERUNG FÜR DEN KOPF

Psychomotorische Aktivierung hat zum Ziel, eine Verbindung von Bewegung mit psychischem Erleben, Wahrnehmung und Verhalten herzustellen. Alt werdenden und alten Menschen soll geholfen werden, in Körper und Geist beweglich zu bleiben. Diese Aktivierung vereint sowohl motorische (z. B. Kraft-, Koordinations-, Beweglichkeitstraining), kognitive (z. B. Gedächtnistraining) als auch psychosoziale Inhalte (z. B. Partneraufgaben). Sie hat sich insbesondere in der Arbeit mit hochaltrigen Menschen bewährt, die bereits Einschränkungen in der körperlichen und geistigen Funktionsfähigkeit und im Bereich der psychosozialen Ressourcen aufweisen. Jeder Mensch kann psychomotorisch aktiviert werden. Die Voraussetzungen für eine Teilnahme sind lediglich die Fähigkeit zu sitzen und eine nicht zu starke kognitive Beeinträchtigung.

Im Vordergrund stehen verschiedene Erfahrungsfelder. So wird angestrebt,

- sich und seinen Körper wahrzunehmen, zu erleben, zu verstehen, mit seinem Körper umzugehen und mit sich selbst zufrieden zu sein (= Ichkompetenz),
- die materiale Umwelt wahrzunehmen (= sie zu erleben und zu verstehen) und in und mit ihr umzugehen (= Sachkompetenz),
- Sozialkompetenz zu erwerben. Das bedeutet, zu erfahren und zu erkennen, dass sich alle Lernprozesse im Spannungsfeld zwischen den eigenen und den Bedürfnissen anderer vollziehen.

Nach dem Prinzip der Ganzheitlichkeit richten sich die Bewegungsinhalte nicht nur auf Problembereiche, sondern auf die gesamte Person mit ihren motorischen, geistigen, emotionalen und sozialen Komponenten. Anstelle von funktions- und symptomorientierten Übungen zum Ausgleich ganz bestimmter Auffälligkeiten und Schwächen soll der alte Mensch über Bewegung in allen Sinnen angesprochen werden, seinen Körper annehmen und mit ihm umgehen lernen. Die Übungen bedienen sich teils sensorischer und motorischer Erfahrungen und Bewusstheitsprozesse, aber auch psychomotorischer und tänzerischer Grundelemente.

Sinnes- und Körperwahrnehmung, grob- und feinmotorische Bewegungen sollen erfahren werden, um eventuell krankheitsbedingte Veränderungen und Einschränkungen teilweise kompensieren zu können. Übungen sind sowohl elementarmotorisch als auch sportmotorisch.

5

Es wird versucht, der „Rückentwicklung" von motorischen und geistigen Funktionen entgegenzuwirken und diejenigen Ressourcen zu stärken, die jeder Einzelne in der Lebenssituation des hohen Lebensalters (zunehmende Unselbstständigkeit, Umgang mit funktionellen Defiziten, eventuell Umzug in ein Pflegeheim) benötigt, um in der Situation handeln zu können (Handlungskompetenz) und dadurch sein Wohlbefinden zu erhöhen. Wie bereits Marianne Eisenburger (siehe Literaturliste) ausgeführt hat, können mithilfe von Bewegungsstunden zur psychomotorischer Aktivierung zwar nicht die gesamten Lebensbedingungen verändert werden, wohl aber die individuelle Handlungskompetenz innerhalb der vorgegebenen Lebensbedingungen. Je mehr Bewegungs- und Wahrnehmungsmuster der hochaltrige Mensch wieder neu erwirbt, desto größer ist seine Handlungskompetenz. Zusätzlich kann dem Einzelnen das Gefühl vermittelt werden, „lebendig" zu sein, sich zu bewegen, sich zu spüren. Das „Sichbewegen" ist essenziell, um noch am gesellschaftlichen Leben teilnehmen zu können, um bestimmte Alltagsaktivitäten (sich selbst anziehen, spazieren gehen, einkaufen gehen) ausführen zu können.

Psychomotorische Aktivierung sollte bei Hochaltrigen oder speziellen Zielgruppen (Personen mit Demenz, alte Personen mit Funktionseinschränkungen) zum Einsatz kommen. Für Erwachsene allgemein oder Ältere, die körperlich und geistig noch fit genug sind, andere Bewegungsformen auszuführen, eignen sich die in den vorangegangenen Kapiteln dargestellten Bewegungsformen des Ausdauer-, Koordinations- oder Dual-Task-Trainings besser zur Förderung der geistigen Fähigkeiten. Aufgrund des besonderen, ganzheitlichen Charakters der psychomotorischen Aktivierung unterscheidet sich auch die Struktur der psychomotorischen Aktivierungsstunden von den üblichen Bewegungsstunden (vgl. Kap. 6.9).

5.1 Effekte einer psychomotorischen Aktivierung für Hochaltrige

Psychomotorische Aktivierung hat sich insbesondere bei Hochaltrigen als Bewegungsangebot bewährt. Neben Effekten auf die körperliche Funktionsfähigkeit, auf den Erhalt und die Verbesserung von Kraft, Beweglichkeit und Koordination, zeigen sich auch Effekte auf die geistige Funktionsfähigkeit.

Bei selbstständig lebenden Hochaltrigen konnte diesen Nachweis bereits die SimA-Studie (Selbstständigkeit im hohen Lebensalter), die von Psychogerontologen aus Erlangen durchgeführt wurde, erbringen. Die Forscher ermittelten bei den Personen, die neun Monate lang 1 x pro Woche ein Psychomotoriktraining zusammen mit einem Gedächtnistraining durchführten, im Vergleich zur Kontrollgruppe gesteigerte Gedächtnisleistungen, eine verbesserte Informationsverarbeitungsgeschwindigkeit sowie eine Verzögerung bei der Entwicklung demenzieller Symptome.

Auch bei Pflegeheimbewohnern konnten Studien des Instituts für Sport und Sportwissenschaft der Universität Karlsruhe zeigen, dass ein psychomotorisches Programm positive Auswirkungen auf geistige Funktionen haben kann. Eine Verbesserung der Informationsverarbeitungsgeschwindigkeit – also der Fähigkeit, eine gestellte Aufgabe schnell und richtig zu erfassen und auszuführen – sowie von situationsbezogenen Grundfunktionen, z. B. einen bestimmten Geldbetrag aus der Geldbörse zählen, war bereits nach 10 Wochen bei 2 x wöchentlich stattfindendem Training möglich. Bei einem Programm, das über ein Jahr ebenfalls 2 x wöchentlich stattfand, wurde ebenfalls eine verzögerte Entwicklung demenzieller Symptome bei den Teilnehmern im Vergleich zur Kontrollgruppe, die an keinem psychomotorischen Trainingsprogramm teilnahm, festgestellt.

Psychomotorische Aktivierung kann in ihren Bestandteilen nicht getrennt werden, sondern ist nur im Gesamten evaluierbar. Somit kann nicht belegt werden, welche Inhalte des Trainings welche gefundene Verbesserung bzw. welche Erhaltung geistiger Fähigkeiten zur Folge haben.

5.2   Durchführung psychomotorischer Aktivierung

Für Hochaltrige – selbstständig lebend oder im Pflegeheim – hat sich die psychomotorische Aktivierung als besonders geeignet erwiesen. In diesem Lebensalter (ca. 80 Jahre und älter) treten vermehrt körperliche, geistige und psychosoziale Einbußen auf. Die Grundvoraussetzung für eine Teilnahme an psychomotorischer Aktivierung ist lediglich Sitzfähigkeit, sodass auch Hochaltrige mit körperlichen Einbußen an dem Programm teilnehmen können. Die Inhalte der psychomotorischen Aktivierung können ohne Probleme den Voraussetzungen der Teilnehmer angepasst werden.

So gibt es z. B. bei Geh- und Stehfähigkeit Übungen, die im Stehen und in der Fortbewegung ausgeführt werden können, während bei ausschließlicher Sitzfähigkeit Übungen gewählt werden können, die nur im Sitzen ausgeführt werden. Bei Teilnehmern mit starker Demenz oder stark beeinträchtigtem Hör- und Sehvermögen muss individuell entschieden werden, ob eine Teilnahme möglich ist.

Psychomotorische Aktivierung wird grundsätzlich als Gruppentraining im Stuhlkreis durchgeführt. Die Teilnehmerzahl sollte bei maximal 10-12 Teilnehmern liegen. Hierbei sind die Stühle (möglichst mit Armlehnen) kreisförmig angeordnet, sodass sich alle Teilnehmer gut sehen können und auch der Übungsleiter alle Personen gut im Blick hat. Bei den Übungen in der Standposition dient die Rückenlehne des Stuhls als Haltegriff und verleiht so ein sicheres Standgefühl bei gleichzeitiger Verminderung des Sturzrisikos. Bei ausreichender Größe des Gymnastikraums hat sich zusätzlich die Form des doppelten Stuhlkreises bewährt – hier befindet sich vor den Teilnehmern ein weiterer Stuhlkreis, sodass sich in der Standposition auch hinter der Person eine Sitzmöglichkeit befindet.

Ferner können Trainingsgeräte wie Hanteln oder Gewichtsmanschetten auf dem Vorderstuhl abgelegt werden und stellen somit keine Stolperfallen auf dem Boden dar.

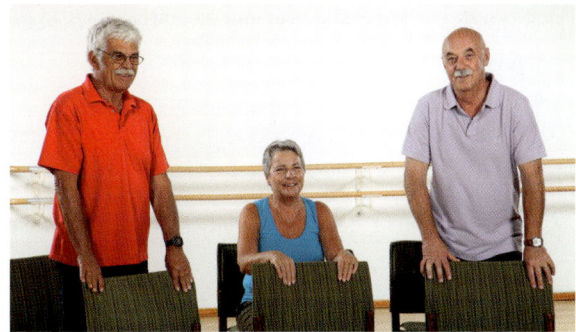

Doppelter Stuhlkreis

Der Aufbau einer Stunde zur psychomotorischen Aktivierung setzt sich aus den folgenden Teilbereichen zusammen:

- Begrüßung/persönliches Gespräch,
- Einstieg/allgemeines Aufwärmen,
- kognitives Training/Gedächtnisübungen,
- motorisches Training/Gymnastik,
- Körperwahrnehmung/Entspannung,
- Stundenabschluss/Erfahrungsaustausch.

Es ist sinnvoll, das kognitive Training hierbei in das motorische Training zu integrieren. Innerhalb dieser Struktur können Schwerpunkte gesetzt werden (s. Kap. 5.4, 5.5). Das motorische Training kann in die Schwerpunkte integriert werden. Die Durchführung des motorischen Trainings wird als funktionsorientierte Gymnastik in den Bereichen Kraft, Koordination und Beweglichkeit durchgeführt. Das Krafttraining sollte – wenn möglich – mit Kleinhanteln (ca. 0,5-1,5 kg) sowie mit Fußgelenkmanschetten (ca. 1-2 kg) durchgeführt werden.

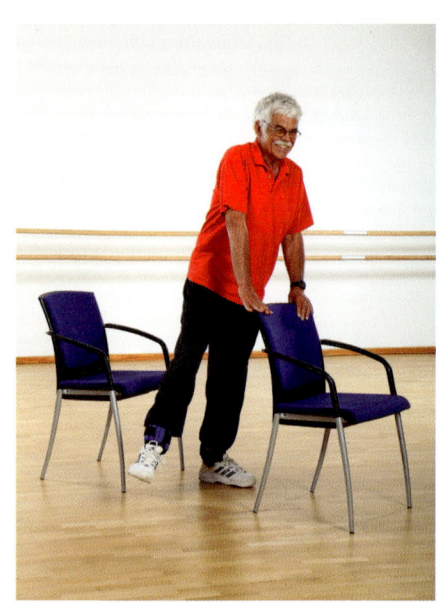

Kraftübung mit Fußmanschette

Das Besondere der psychomotorischen Aktivierung ist die Mischung verschiedener Bewegungsformen. Kernstück bildet das motorische Training, in das kognitive Übungen, Übungen zur Körperwahrnehmung als auch Übungen zur Förderung der sozialen Ressourcen integriert werden. Diese Aspekte werden zwischen, aber auch während der motorischen Übungen berücksichtigt. So kann beispielsweise zur kognitiven Aktivierung während einer Krafttrainingsübung laut bei den Wiederholungen mitgezählt werden – vorwärts, aber eventuell auch rückwärts. Während der Regenerationsphase zwischen den motorischen Übungen kann das Gedächtnis in Form von „Rückblenden" immer wieder angeregt werden: „Welches Gemüse hatten Sie denn in den Eintopf getan?", „Welchen Finger hatten wir Hans genannt?"

Für die Förderung der sozialen Ressourcen werden möglichst viele Partner- und Begegnungsübungen in das Training integriert. Ein reines „Abspulen" der motorischen Trainingsinhalte wird daher bei psychomotorischer Aktivierung vermieden.

5

Beispiel einer psychomotorischen Aktivierungsstunde zum Thema TAGESZEITEN, modifiziert nach Jasper, 1993 (siehe weiterführende Literaturtipps)

5.2.1 Begrüßung/Einstimmung

Gemeinsames Singen eines bekanntes Liedes, der Tageszeit entsprechend, zum Beispiel

- „im Frühtau zu Berge",
- „Bruder Jakob",
- oder Ähnliches, gegebenenfalls begleitet
- mit Gitarre oder CD,
- mit körpereigenen Geräuschen und Bewegungen, wie Klatschen, Trampeln oder Gehbewegungen im Sitzen,
- mit Rhythmusinstrumenten, wie Rasseln, Klangstäben oder Ähnlichem.

Alternativ kann der Einstieg über einen sehr kurzen und gut verständlichen Text erfolgen, den der Übungsleiter vorliest – ein Gedicht oder eine Geschichte.

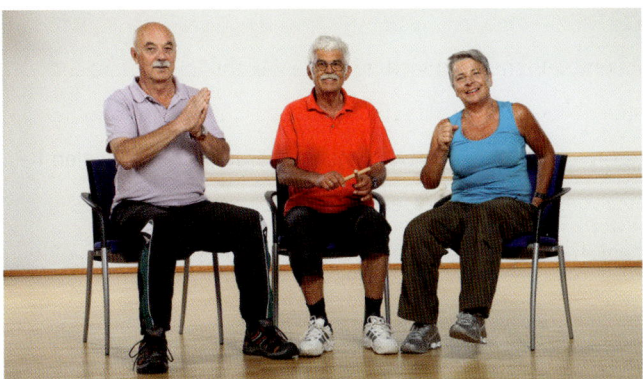

Begrüßung/Einstimmung

5.2.2 Einstieg ins Thema

Gespräch über Anschauungsmaterial zum Thema, zum Beispiel

- Zahnbürste,
- Nachthemd,
- Wecker,
- Arbeitskittel,
- Kerze oder Glühbirne.

Die Gegenstände werden betrachtet, gegebenenfalls betastet, beschrieben und benannt. Für welche Tageszeit steht der jeweilige Gegenstand?

Kurzes Gespräch über die Bedeutung von Tageszeit, Tagesrhythmus ..., zum Beispiel

- Schlaf-Wach-Rhythmus,
- Veränderungen von Tagesabläufen in verschiedenen Lebensphasen,
- Berufe im Zusammenhang mit bestimmten Tageszeiten (Zeitungsausträger, Nachtwächter, Pflegekräfte, Schichtarbeiter ...).

5.2.3 Überleitung zum motorischen Training

Etwa ein Drittel des Tages verbringen die meisten Menschen mit Schlafen. Mit zunehmendem Alter kommen (teils wache) Ruhephasen hinzu. Dabei machen wir es uns möglichst bequem, unter anderem mit Kissen, die jetzt ausnahmsweise als Bewegungsgerät eingesetzt werden.

Eine solche oder ähnliche Hinführung zur Gymnastik lässt die Teilnehmer einen roten Faden erkennen. Das unterstützt die Orientierung ebenso wie die Sinnfindung.

5.2.4 Motorisches Training/Gymnastik

Material: Je Teilnehmer ein kleines Sofakissen (im Folgenden SK), ca. 40 x 40 cm, verschiedene Farben.

Abhängig von motorischen Fähigkeiten der Teilnehmer und Zeitrahmen, gegebenenfalls nur eine Auswahl der folgenden Übungen anbieten.

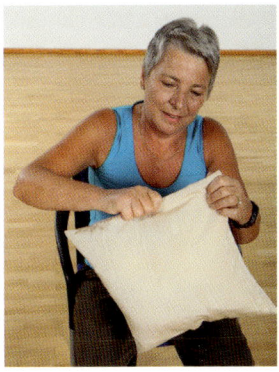
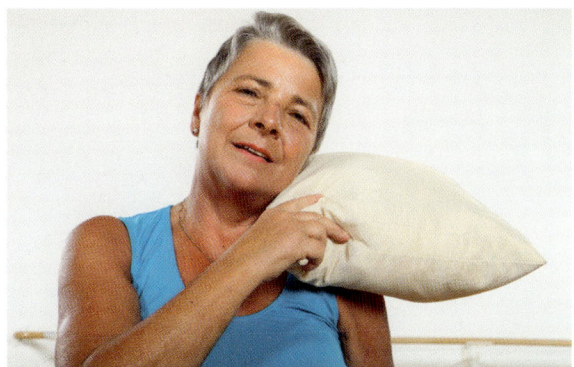

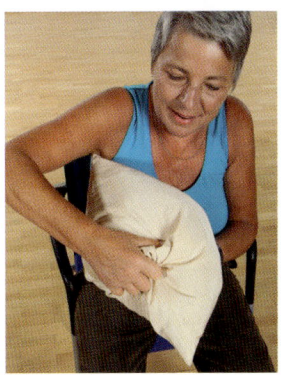
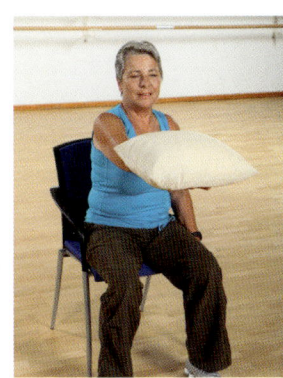

Sofakissen befühlen

- Kennenlernen des Geräts (SK):
  - zeigen und beschreiben lassen,
  - betasten, beschreiben, vergleichen lassen (Füllung, Bezug, Größe, Material, Farbe, Gewicht ...).
- Individuell ausprobieren, welche Bewegungen mit dem SK möglich sind.
  - SK auf den Kopf legen, Oberkörper hoch aufrichten, Kopf langsam nach links und rechts drehen.
  - Wie oben, aber den gesamten Oberkörper drehen.
  - Wie oben, aber die Arme auf Schulterhöhe seitlich ausstrecken und beim Drehen mitnehmen.
- SK auf eine Schulter legen, den Kopf mit dem Ohr auf das SK legen bzw. in Richtung zum SK bewegen (Nicht die Schulter hochziehen!), rechts und links.
- SK an verschiedenen Körperteilen einklemmen (unter dem Kinn, unter den Achseln, zwischen den Knien ...).

- SK mit beiden Händen fassen, an den vier Außenkanten mit Daumen und einem Finger (Zeigefinger bis kleiner Finger nacheinander im Wechsel) entlangfahren, rechts und links.

- SK auf dem Handrücken balancieren, Arm in Brusthöhe nach vorn schieben und wieder zurückziehen, rechts und links.

- SK auf dem Handrücken balancieren, leicht hochwerfen und auf der Handinnenfläche auffangen, rechts und links; auch mal mit der Handinnenfläche der jeweils anderen Hand auffangen.

- SK hochwerfen und mit verschiedenen Körperteilen auffangen (Schulter, Beine ...).

- Wie oben, aber auf Ansage der Gruppenleitung jeweils nur eine Farbe – alle roten SK, alle blauen, alle grünen ...

- SK tauschen: Auf Ansage der Gruppenleitung tauschen bestimmte Teilnehmer ihre SK – bei „blau + rot" suchen alle Teilnehmer sich (ohne Worte, nur mit Blickkontakt) einen Partner, mit dem sie ihr SK durch Zuwerfen tauschen. In der nächsten Runde wechselt zum Beispiel Gelb mit Grün.

- SK an einem Zipfel mit einer Hand fassen und neben dem Körper schwingen, rechts und links.

- SK wie oben fassen, von rechts über die linke Schulter schwingen und auf den Rücken schlagen und umgekehrt.

- Auf dem Stuhl nach vorn rutschen und das SK um den Oberkörper herumgeben, eventuell zu Paaren (dann jeweils beim Partner das SK hinter dem Rücken annehmen und ihm vorn wieder in die Hand geben, wenn der selbst nicht so weit nach hinten reichen kann).

- SK vor dem Stuhl auf den Boden legen, im Wechsel mit dem rechten und linken Fuß in das SK tippen.

- SK vor dem Stuhl auf den Boden legen und mit beiden Füßen am Boden liegend drehen (um die Längs- und/oder um die Querachse), rechts- und linksherum.

- SK vor dem Stuhl liegend mit beiden Füße greifen, hochwerfen und mit den Händen auffangen.

Material: Zwei große Schaumstoffwürfel

Was tust du wann?

Die Teilnehmer würfeln reihum mit beiden Würfeln, addieren deren Augenwerte und übertragen diese in eine Uhrzeit. Beispiel: Ein Würfel zeigt eine zwei, der andere eine vier. Daraus ergibt sich sechs Uhr.

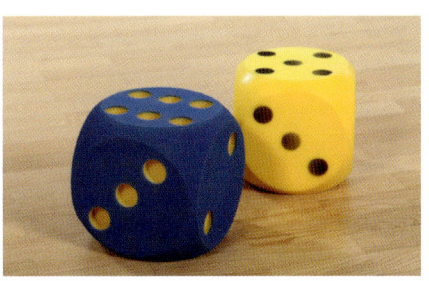

Was tust du wann?

5

Ein Teilnehmer aus der Gruppe zeigt pantomimisch eine beliebige Bewegung, die darstellt, was er gewöhnlich zu dieser Zeit tut, zum Beispiel den Wecker ausschalten. Die Gruppe versucht, aus der Bewegung die entsprechende Tätigkeit zu erraten. Der Spieler kann frei wählen, ob die 6 für sechs Uhr morgens oder 18.00 Uhr abends steht.

Variation: Es wird eine Bewegungsfolge aus drei, vier, fünf ... Elementen zusammengestellt, die die Teilnehmer einspeichern und – nach kurzer Ablenkung, zum Beispiel durch eine kurze Wurfübung mit den Würfeln – anschließend aus dem Gedächtnis nachvollziehen. Die Bewegungen sollten nach Möglichkeit nicht der zeitlichen Abfolge im Tagesablauf entsprechen. Die Bewegungen werden möglichst von der Ansage der jeweiligen Uhrzeit begleitet. Beispiel:

09.00 Uhr: Die Zeitung lesen – imaginäre Zeitung vor sich halten, Augen bewegen.
06.00 Uhr: Wecker ausschalten – auf den imaginären Wecker schlagen.
21.00 Uhr: Schlafanzug anziehen.
11.00 Uhr: Mittagessen kochen – in imaginärem Topf rühren.

Die Uhr schlägt

Es wird mit beiden Würfeln gewürfelt. Die Augenzahl ist zu addieren und ergibt so eine Uhrzeit. Diese soll als Anzeige einer Analoguhr dargestellt werden. Die beiden Arme dienen dabei als Zeiger auf einem imaginären Zifferblatt. Die Teilnehmer entscheiden, ob sie die Anzeige aus ihrer eigenen Sicht oder für die Ansicht der übrigen Gruppenmitglieder, also spiegelverkehrt, anzeigen wollen.

5.2.5 Ausklang

Gemeinsam noch einmal das Anschauungsmaterial vom Anfang kurz betrachten, die Gegenstände abdecken und sich kurz ablenken (zum Beispiel ein Lied singen, eine Strophe vom Anfang wiederholen). Danach gemeinsam zusammentragen, welche Gegenstände in der Mitte des Stuhlkreises unter dem Tuch liegen.

Bei einer Entspannungsmusik die Augen schließen. Alle Teilnehmer stellen sich vor, sie bekommen in ihrem Tagesablauf eine Wunschstunde geschenkt, eine 25. Stunde am Tag, die sie ganz nach ihren Vorstellungen gestalten können. Die Augen schließen und die Wunschstunde vor dem geistigen Auge ablaufen lassen.

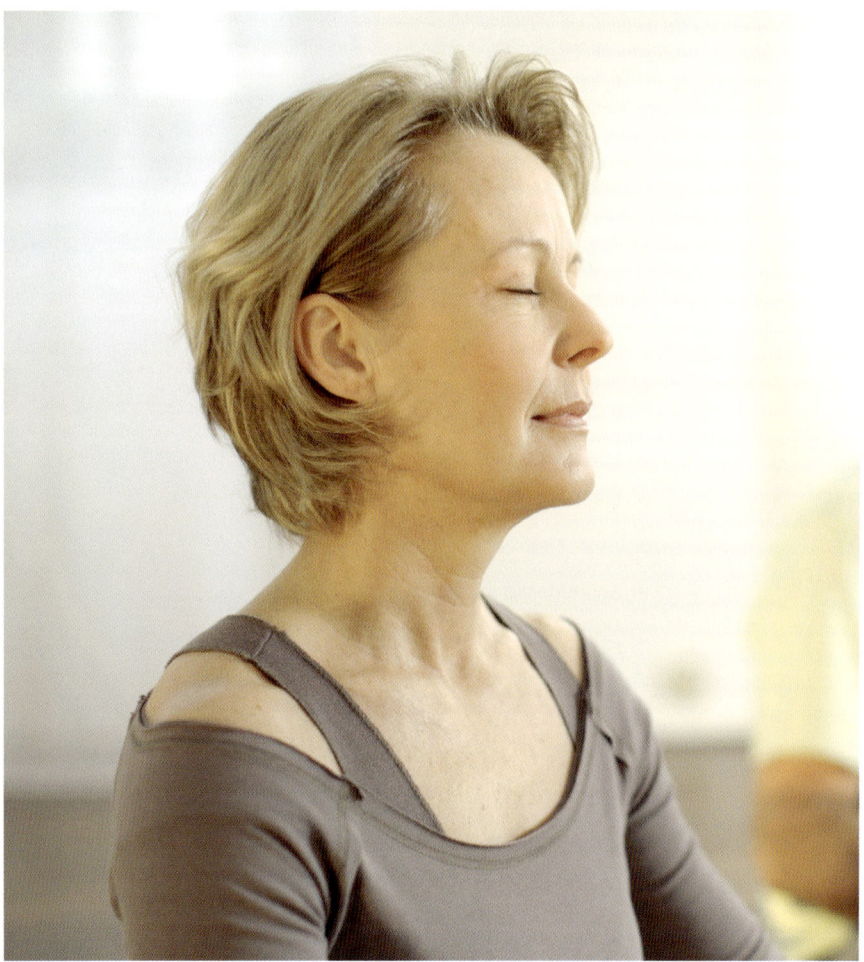

5.3   Bewegungsgeschichten

5.3.1   Motorisches Training in Form einer Bewegungsgeschichte

Beispiel: „Ein Urlaubstag im Sommer – wir gehen schwimmen" 25 min

„Morgens aufstehen und sich strecken und räkeln"	Beide Arme nach oben strecken und abwechselnd den rechten/linken Arm aus dem Schultergelenk etwas weiter nach oben schieben.	▪ Auf Körperhaltung achten
„In das Badezimmer gehen"	Marschieren in der Sitz-/bzw. Stehposition	▪ Auf Körperhaltung achten
		▪ „Wie weit ist das Badezimmer entfernt?"
„Sich waschen und anziehen"	Die entsprechenden Bewegungen des täglichen Lebens nachahmen:	▪ Welche Ideen haben die Teilnehmer noch?
	▪ Das Gesicht waschen („Auch den Hals, hinter den Ohren und im Nacken!").	
	▪ Die Arme waschen (rechter Arm wäscht linken Arm, u. u. – von der Hand bis zur Schulter).	
	▪ Den Rücken waschen (von oben, von unten, von der Seite; z. B. eine Hand von oben und die andere Hand von unten).	
	▪ Beine und Füße waschen („Auch in der Kniekehle und zwischen den Zehen!").	
	▪ Socken anziehen (Beine hochführen).	
	▪ Hose anziehen (zunächst Beine anheben und in die Hose „steigen", dann zum Hochziehen der Hose aufstehen).	
„Kurze Morgengymnastik"	▪ Fingerspitzen auf die Schultern legen (hohe Ellbogen) und Schulterkreisen.	▪ Auf Körperhaltung achten
	▪ Beine im Sitzen nach vorne strecken und wechselseitig überkreuzen.	
	▪ Unterarme vor dem Oberkörper übereinanderlegen und Knie zum Ellbogen führen.	

„In die Garage marschieren"	■ Marschieren in der Sitz-/Stehposition	■ Auf Körperhaltung achten
„Fahrrad aufpumpen"	■ Entsprechende Bewegung durchführen: ■ Jeweils einen Arm nach vorne strecken (er hält die Pumpe), der andere führt Ruderbewegungen durch (er pumpt).	
„Losfahren"	■ Fahrradbewegung der Beine – zunächst einbeinig rechts/links, dann beidbeinig. ■ **Variation:** „Bergauffahren" – Beine etwas höher halten.	■ Körperhaltung: Rücken anlehnen, Hände halten sich an seitlichen Armstützen
„Im Schwimmbad"	■ Verschiedene Bewegungsformen: ■ „Auf das 3-m-Brett steigen": gleichzeitig marschieren und Kletterbewegungen der Arme. ■ „Kopfsprung ins Wasser": Rücken aufrichten und Arme nach oben strecken, dann Rücken langsam beugen und Fingerspitzen in Richtung Boden führen („Eintauchen"). ■ Armbewegungen für das Brustschwimmen. ■ Armbewegungen für das Kraulschwimmen. ■ „Aus dem Wasser gehen und den Körper abtrocknen": diverse Bewegungen.	
„Nach Hause radeln"	■ Fahrradbewegung der Beine	■ Körperhaltung: Rücken anlehnen, Hände halten sich an seitlichen Armstützen.

5.4 Themenorientiert aktivieren

Bei der themenorientierten Aktivierung wird für eine Stunde ein Erfahrungsfeld ausgewählt, zu dem in der Stunde verschiedene Aufgaben und Übungen angeboten werden. Die Aufgaben und Übungen sollten hier in einem sinnvollen Zusammenhang stehen.

Für die Gruppenleitung erweist es sich in der Regel als äußerst hilfreich, wenn der psychomotorischen Aktivierung ein Thema zugrunde liegt. Damit ist für die Planung und Vorbereitung eine Richtschnur, ein roter Faden, gegeben. Das hilft, die Gefahr einer wahllosen Zusammenstellung von Aktivitäten zu bannen. So soll keineswegs der Wert der Spontaneität gemindert werden. Diese ist natürlich gefragt und dringend notwendig, um personen- und situationsorientiert zu arbeiten.

Ein Thema vereinfacht die Gestaltung des konkreten Programms deutlich. Es liefert Orientierungshilfen, gibt Anhaltspunkte und Gestaltungsideen. Es vereinfacht außerdem die Dokumentation der Veranstaltungen und, damit verbunden, die Langzeitplanung. Jede Idee für ein neues Thema wird notiert und auf die Planungsliste gesetzt. Auf diese Weise geht der Stoff kaum aus. Wiederholung gleicher oder ähnlicher Übungen – im Sinne von Training notwendig – in aufeinanderfolgenden Einheiten wird nicht langweilig. Die gleiche Aktivität wird, oft mit einem anderen Gerät, in einen völlig anderen thematischen Zusammenhang gestellt und dadurch für die Teilnehmer wieder interessant.

Das themenbezogene Arbeiten erleichtert außerdem das Einbeziehen der Teilnehmer. Diese können sich, wird ein Thema im Voraus angekündigt, konkret Gedanken machen, Vorschläge einbringen und sich so an Planung und Durchführung beteiligen.

Die Themen sollten einen hohen Alltagsbezug aufweisen. Nur so können sie der in der Regel heterogenen Zusammensetzung der Gruppen Rechnung tragen. Alle Teilnehmer sollten zum jeweiligen Thema etwas sagen können, über persönliche Erfahrungen und Erlebnisse dazu verfügen. Ein Blick in den eigenen Alltag, ein Gespräch mit Bekannten oder das Blättern in einer Zeitschrift gibt immer neue Impulse für alltagsnahe Themen: Arztbesuch oder Auto, Erdbeeren oder Europa, Garten oder Gewässer, Holz oder Hüte. Die Vielfalt ist enorm. Die Auswahl sollte sich an den Interessen der Teilnehmer und an aktuellen, saisonalen oder regionalen Geschehnissen orientieren. Anschauungsmaterial (zum Beispiel Gegenstände aus dem Garten, wie Schaufel, Handschuhe, Samen) sollte die alltagsnahen Themen für die Teilnehmer veranschaulichen.

5.4.1   Erfahrungsfeld Bewegungsfähigkeit, Stundenthema Rhythmus

Begrüßung

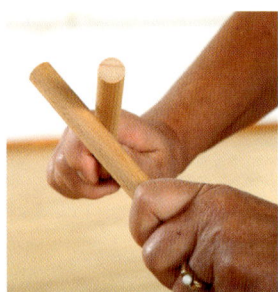

Einstimmung (ca. 10 min)

- Strecken, recken, dehnen und gähnen zu ruhiger Musik.
- Sich abklopfen.
- Auf der Stelle marschieren (im Sitzen oder Stehen): Rhythmus zum Marschieren vorgeben.

Stundenthema Rhythmus

Rhythmus mit Körpergeräuschen (ca. 15 min)

Rhythmus erkennen und nachklatschen (mit Händen, Füßen, Stäben), zum Beispiel:

- Jeweils 3 x ohne Betonung: 1-2-3 1-2-3 1-2-3.
- 3 x mit Betonung der 1: 1-2-3 1-2-3 1-2-3.
- Erster Schlag lang, zweiter und dritter Schlag kurz: 1–2-3 1–2-3 1–2-3.
- 5 x: zwei Schläge lang, drei Schläge kurz: 1–2–3-4-5 1–2–3-4-5.
- Andere Körperteile einbeziehen (z. B. Hände, Oberschenkel, Schultern kreuz, beide Hände rechts oder links am Oberschenkel).

Einfache Klatschfolge aus vier gleichartigen Viererrhythmen:
- 4 x mit Füßen auf den Boden (abwechselnd rechter und linker Fuß),
- 4 x mit Händen auf die Oberschenkel,
- 4 x „Feierabendklatschen" (eine Hand streift klatschend über die andere Hand),
- 4 x Schulterklatschen (abwechselnd rechte Hand auf linke Schulter und linke Hand auf rechte Schulter).

Rhythmisches Stück aus selbst ausgedachten Klatschfolgen:

Jeder Teilnehmer denkt sich eine kleine rhythmische Bewegung aus, z. B. 2 x klatschen, 2 x stampfen. Zwischen den Bewegungen der Teilnehmer wird immer ein gleiches Bindeglied geklatscht (z. B. 4 x klatschen). Die Folge wird von der Gruppe immer im Ganzen wiederholt, bevor ein weiteres Mitglied seinen Rhythmus dranhängt. Der Grundrhythmus sollte mit der Gruppe vorher abgesprochen werden, z. B. kurz, kurz, lang, lang.

Krafttraining mit Hanteln und Gewichtsmanschetten (ca. 15 min)

Es werden etwa 8-12 Wiederholungen mit den individuell angepassten Gewichten – rhythmisch begleitet durch gemeinsames Zählen – durchgeführt.

Variationen: Gleicher Rhythmus der Wiederholungen 1-12, Rhythmusveränderung, zum Beispiel kurz, kurz, lang, lang, kurz, kurz, lang, lang.

Rhythmus mit Klangstäben (ca. 10 min)

- Ausprobieren, wie sie klingen: laut, leise, anschwellend, abschwellend.
- Rhythmusfolge vorgeben, alle machen mit.
- Ideen der Teilnehmer abfragen, die Gruppe macht nach.
- Ganzkörperliche Rhythmusfolge: Einbezug von Stuhl und Überkreuzbewegungen.
- Einbezug Partner: Gegen den Klangstab des Nachbarn klopfen, gegen den Stuhl des Nachbarn klopfen.

Ausklang (ca. 5 min)

Atementspannung: Der Teilnehmer konzentriert sich auf seinen eigenen Atemrhythmus. Er atmet hörbar durch die Nase ein und durch den Mund hörbar wieder aus.

Variationen: Beim Einatmen die Arme anheben, beim Ausatmen die Arme langsam absenken. Beim Ausatmen den Oberkörper nach vorne beugen. Die Entspannung kann durch langsame, rhythmische Musik unterstützt werden.

5.5   Geräte und Materialien

5.5.1   Sport-/Gymnastikgeräte, Handgeräte

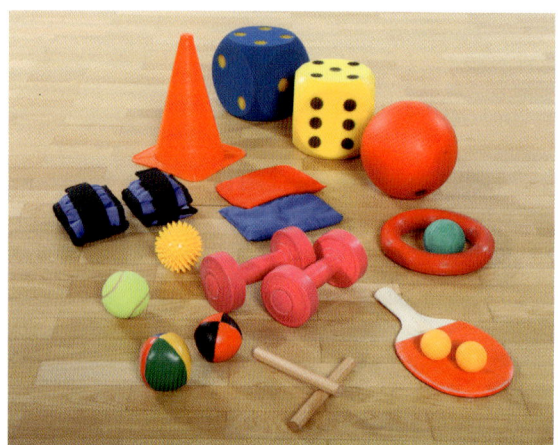

Beispiele sind Kleinhanteln, Fußmanschetten, weiche Bälle verschiedener Größe und aus verschiedenen Materialien (Softball, Fransenball), Holzstäbe, Klangstäbe.

Sportgeräte

5.5.2   Alltagsgeräte

Beispiele sind Wollknäuel, Zeitung oder Zeitungsrolle, Wäscheklammern, Papierservietten, Suppenlöffel, Wattebäusche, Luftballons, Bierdeckel, Korken, Tücher und Schals, Handtücher, Schnüre, Becher, Pappteller, Gehstöcke, Schirme, Papprollen, Sofakissen, Plastikdeckel, Gummibänder, Weckringe, Strumpfzöpfe, Socken.

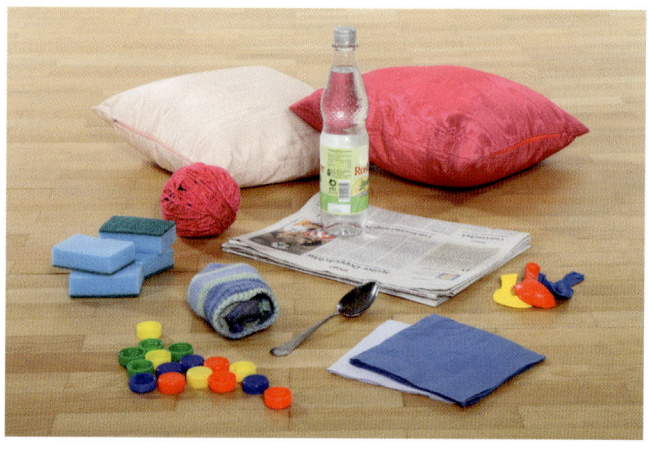

Alltagsgeräte

5.5.3 Naturmaterialien

Beispiele sind Nüsse, Kastanien, große Blätter, Zweige, Blüten.

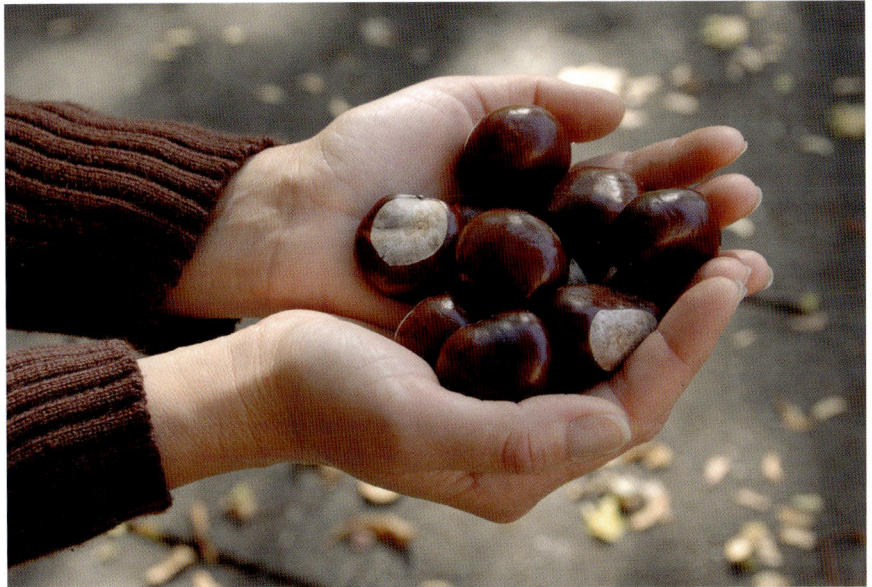

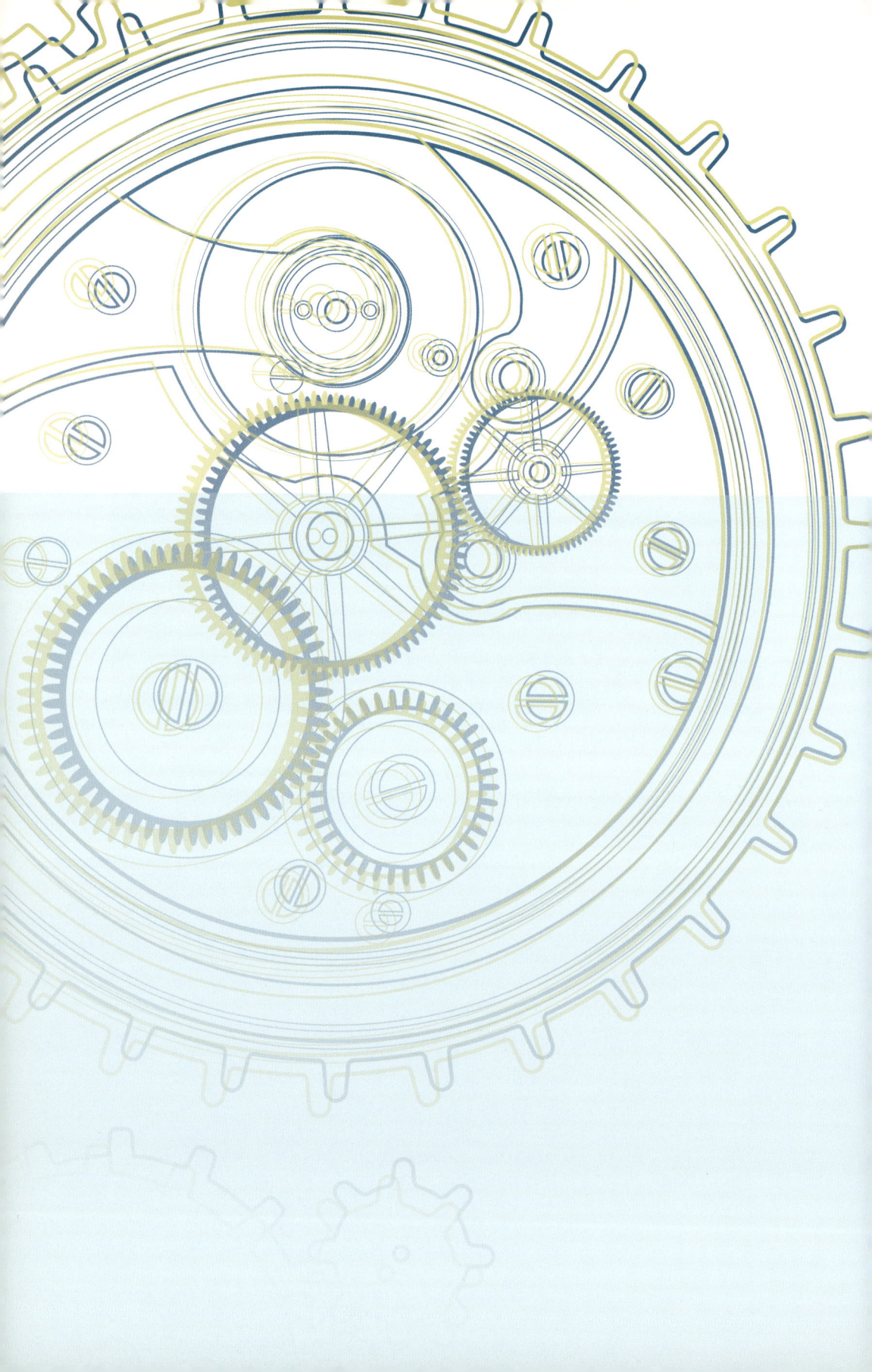

KAPITEL 6

Kapitel 6

UMSETZUNG VON GEHIRN-TRAINING DURCH BEWEGUNG IM VEREIN

Gehirntraining durch Bewegung ist im Turn- und Sportverein umsetzbar. Das Training kann ohne großen Aufwand in alle Gruppen oder Kurse in den Bereichen Fitness und Gesundheitssport für Erwachsene jeden Alters integriert werden. Ausdauertraining und Koordinationstraining zur Förderung der motorischen Fähigkeiten sind in der Regel sowieso Bestandteil solcher Vereinsgruppen. Wenn Übungsleiter dieses Training nun gezielt auf die positiven Wirkungen für das Gehirn ausrichten, kann es als ein Baustein eines umfassenden Trainingsprogramms regelmäßig in einzelne Stunden integriert werden.

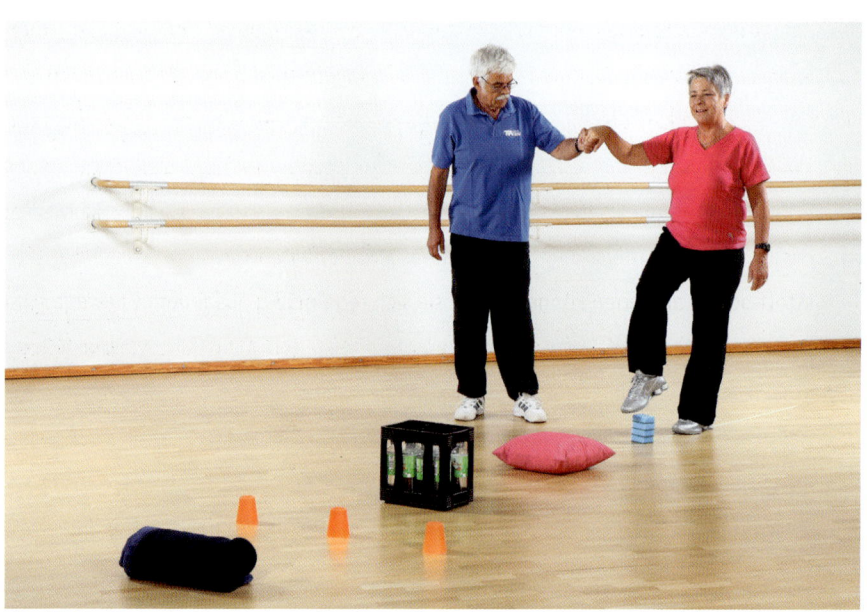

6.1 Zielgruppen

Gehirntraining durch Bewegung ist für alle Erwachsenen interessant, die durch Ausdauer- und Gleichgewichtstraining, durch Fingerbewegungen oder durch Reaktionsübungen nicht nur ihre Motorik verbessern, sondern auch dem Gehirn etwas Gutes tun wollen.

6.1.1 Kinder

Natürlich hat körperliches Training positive Auswirkungen auf die Gehirnentwicklung von Kindern, da bei Kindern die Gehirnstrukturen besonders flexibel und formbar sind. Da für Kinder jedoch andere Übungen, andere Vermittlungsformen und eine andere methodische Herangehensweise sinnvoll sind, als bei Erwachsenen, beziehen sich die Ausführungen dieses Buchs ausschließlich auf erwachsene Menschen. Sie können allerdings in veränderter Form auch für Kinder angewandt werden.

6.1.2 Mittleres Erwachsenenalter (20-60 Jahre)

Im frühen und mittleren Erwachsenenalter kann Gehirntraining durch Bewegung dazu beitragen, dass das Gehirn auf einem hohen Niveau funktioniert. Außerdem sorgt es dafür, dass erste alterungsbedingte Abbauprozesse innerhalb des Gehirns besser kompensiert werden können. Dadurch kann man sich zum Beispiel besser konzentrieren und seine Aufmerksamkeit gezielt auf eine Sache fokussieren. Ausdauertraining, wie Joggen, Walken oder Radfahren, verbessert die Gehirndurchblutung und dadurch wird das Gehirn besser mit Sauerstoff versorgt. Dies führt dazu, dass man sich geistig frischer und leistungsfähiger fühlt. Viele junge Menschen berichten davon, dass sie sich Prüfungsstoff besser aneignen können, wenn sie sich regelmäßig ausdauernd bewegen. Im mittleren Erwachsenenalter kann Bewegung dazu beitragen, die geistigen Belastungen in Beruf, Alltag und Familie besser bewältigen zu können. Außerdem weiß man heute, dass regelmäßiges Training im mittleren Alter vor dem Ausbruch einer demenziellen Erkrankung im hohen Alter schützen kann. Das Gehirn eines Menschen, der sich regelmäßig bewegt, baut in dieser Zeit Schutzfaktoren auf, die ihn im hohen Alter länger vor dem Ausbruch einer Gehirnerkrankung schützen.

6.1.3 Ältere Menschen

Eine besonders große Bedeutung hat das Gehirntraining durch Bewegung für ältere Menschen. Denn: Wenn die Leistungsfähigkeit des Gehirns im Alter durch die typischen altersbedingten Veränderungen in Verbindung mit zunehmender geistiger Inaktivität spürbar abnimmt, macht es Sinn, durch ein gezieltes Bewegungstraining aktiv gegenzusteuern.

Gehirntraining durch Bewegung für Senioren kann in Turn- und Sportvereinen in verschiedener Form umgesetzt werden: Es ist möglich, die Bewegung fürs Gehirn als einen Baustein des Trainingsprogramms regelmäßig in klassische Seniorensportgruppen zu integrieren.

Es ist aber auch möglich, einen Kurs oder eine Gruppe speziell zur Thematik „Gehirntraining durch Bewegung" anzubieten. Solche speziellen Kurse oder Gruppen sind besonders für Neueinsteiger interessant. Und – sie werden umso wichtiger, je älter die Menschen werden. Ein Bewegungsprogramm für hochaltrige Menschen über 80 Jahren sollte immer auch Aspekte des Gehirntrainings durch Bewegung beinhalten, um nicht nur die motorischen Funktionen, sondern auch die geistigen Funktionen im hohen Alter aufrechtzuerhalten.

In Kap. 5 „Psychomotorische Aktivierung für den Kopf" sind jede Menge Anregungen und Tipps zu finden, wie eine psychomotorische Aktivierung mit hochaltrigen Menschen durchgeführt werden kann und wie dabei positive Effekte auf das Gehirn erzielt werden können.

6.2   Absprache mit dem Arzt

Jeder gesunde Mensch kann das Gehirntraining durch Bewegung durchführen. Auch im hohen Alter und bei chronischen Erkrankungen ist das Training möglich und sogar notwendig, da das Training den körperlichen und den geistigen Zustand des Übenden verbessert. Natürlich muss immer zwischen den positiven Effekten und möglichen Risiken abgewogen werden. Das Risiko von Schädigungen durch körperliches Training steigt mit der Intensität der Belastung und hängt von der Trainingsform ab. Studien mit Menschen über 80 Jahren haben gezeigt, dass das Risiko einer moderaten körperlichen Aktivität eher niedrig ist. Insgesamt kann man davon ausgehen, dass das **Risiko durch körperliche Inaktivität** sehr hoch ist, das Risiko, sich beim Training zu verletzen oder zu schaden, jedoch gering.

Grundsätzlich ist es nicht notwendig, dass die Teilnehmer einen Arzt aufsuchen, um dessen Einverständnis für das Training einzuholen. Das ist nur in Einzelfällen nötig.

Dies ist der Fall, wenn eins der folgenden Symptome vorliegt:

- Schwindel,
- Kurzatmigkeit,
- Druck oder Schmerzen im Brustbereich,
- Herzrasen, Herzflattern,
- Infektion und Fieber,
- unbegründeter Gewichtsverlust,
- geschwollene, heiße Gelenke,
- kürzlich durchgeführte Operation.

Wenn folgende Erkrankungen vorliegen, sollte ebenfalls vorab ein Arzt konsultiert werden:

- Wirbelsäulenprobleme mit sensiblen oder motorischen Ausfallerscheinungen,
- Bluthochdruck mit diastolischen Werten über 95 mmHG und systolischen Werten über 160 mmHG,
- koronare Herzkrankheit, nach Herzinfarkt oder Transplantation,
- Schlaganfall mit Ausfallerscheinungen,
- obstruktive Atemwegserkrankungen mit Atemnot bei geringer Belastung oder in Ruhe.

6.3   Übungsleiterqualifikation

Jeder ausgebildete Übungsleiter mit einer Grundausbildung auf der 1. Lizenzstufe kann ein Gehirntraining durch Bewegung anbieten. Es ist allerdings erforderlich, dass der Trainer sich zusätzlich mit der Thematik „Gehirntraining durch Bewegung" intensiv auseinandergesetzt hat. Es wird empfohlen, neben der Übungsleiterausbildung auf der 1. Lizenzstufe, eine Fortbildung „Gehirntraining durch Bewegung" zu absolvieren. Wenn die Übungsleiter das Gehirntraining durch Bewegung für eine spezielle Zielgruppe anbieten, zum Beispiel für Hochaltrige, ist es notwendig, sich das erforderliche Wissen für den Umgang mit diesen Menschen anzueignen. Dies kann durch Fortbildungen, wie Bewegungs- und Gesundheitsförderung für Hochaltrige, erfolgen.

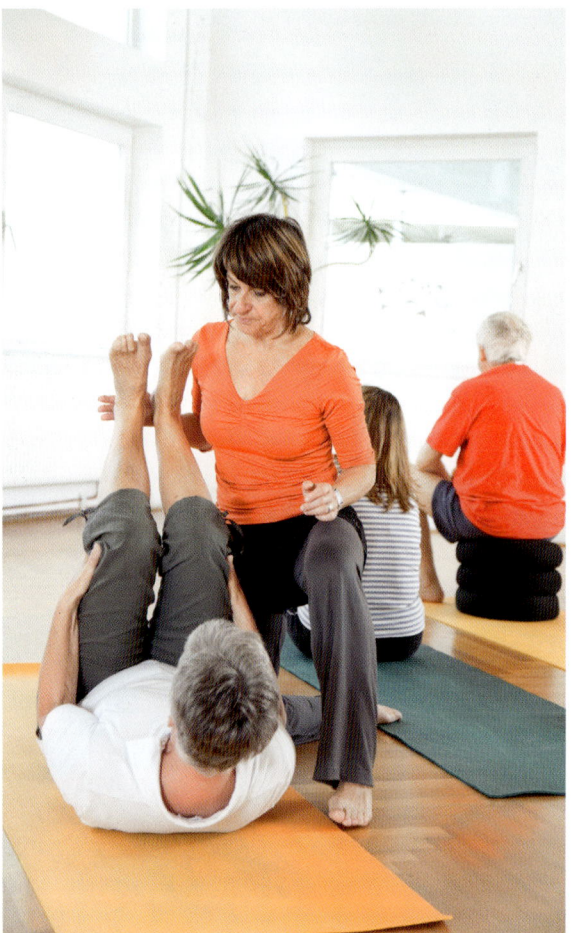

Alternativ kann der Gruppenleiter auch eine professionelle, staatlich anerkannte Ausbildung als Sportlehrer, Sportwissenschaftler, Physiotherapeut oder Sport- und Gymnastiklehrer absolviert haben. Auch professionelle Lehrkräfte sollten zusätzlich an einer Fortbildung „Gehirntraining durch Bewegung" teilgenommen haben.

6.4 Benötigte Geräte

Wenn es möglich ist, sollte das Ausdauertraining im Freien, möglichst in der Natur, durchgeführt werden. Dafür wird ein geeigneter Rundweg mit möglichst gelenkschonendem Untergrund benötigt. Zusätzliche Geräte sind für das Ausdauertraining nicht notwendig. Lediglich, wenn die Gruppe sich für Nordic Walking entscheidet, ist es notwendig, über die Anschaffung der entsprechenden Stöcke nachzudenken. Es ist heute üblich, dass die Teilnehmer sich die Stöcke nach Beratung durch den Trainer selbst kaufen.

Anders ist es beim Koordinationstraining: Je vielfältiger und je variantenreicher das Training durchgeführt wird, umso effektiver ist es auch. Deshalb ist es sinnvoll, wenn der Verein hier möglichst viele der folgenden Geräte zur Verfügung stellen kann:

- instabile Unterlagen,
- Gymnastikmatten,
- verschiedene Bälle unterschiedlicher Größe und Flugeigenschaften (Tischtennisball, Tennisball, Handball, Gymnastikball, Overball, Medizinball, Basketball, Volleyball),
- Seile,
- Stäbe,
- Luftballons,
- Tennisringe,
- Kirschkernsäckchen,

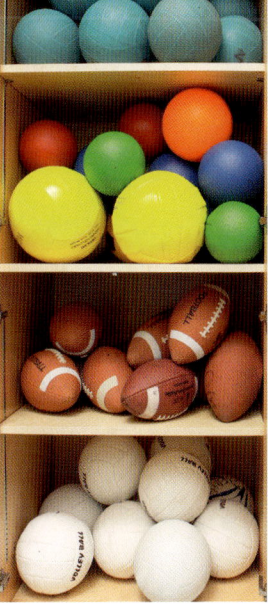

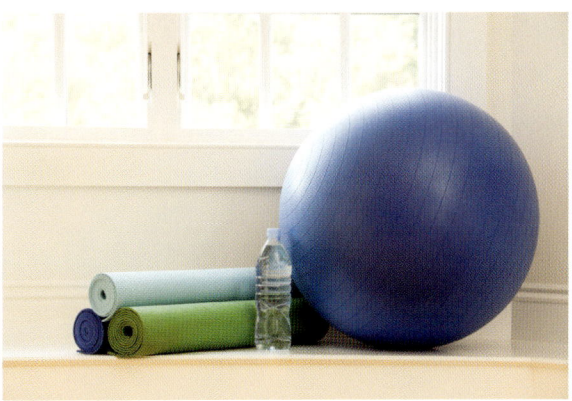

- Musikanlage und Musik im Gehtempo und Lauftempo,

- Balancierkreisel,

- große Pezzibälle,

- Kegel, Hütchen oder Plastikflaschen zur Markierung,

- falls vorhanden: Turnbänke, Kastenteile, Steps zum Übersteigen, kleiner Kasten, Nordic-Walking-Stöcke,

- Alltagsmaterialien, die ohne viel Aufwand besorgt werden können: zum Beispiel Getränkekisten, Wolldecken, Kissen, Wattebausch, Tennis- oder Tischtennisschläger, Tablett, Würfel, Zeitungen, Papprollen von Frischhaltefolien, Trinkbecher, Kartenspiele, Wollknäuel, Wäscheklammern, Handtücher, Bierdeckel, Pappteller, Korken, Schirme,

- Kreppband zum Aufkleben von Linien auf dem Boden,

- verschiedenfarbige Tücher,

- Schaumstoffwürfel.

- Für die psychomotorische Aktivierung für Hochaltige: Stühle mit Rückenlehne in Teilnehmeranzahl, Alltagsmaterialien je nach Auswahl der Themenfelder, Hanteln, Gewichtsmanschetten, Klangstäbe, Sofakissen, falls vorhanden.

6.5   Gruppengröße

Die Gruppengröße hängt von der Leistungs- und Funktionsfähigkeit der Teilnehmer ab. Wenn die Gruppe aus sehr unsicheren, leistungsschwachen Teilnehmern besteht, sollte die Gruppengröße nicht mehr als 10 bis maximal 12 Personen umfassen. Falls die Teilnehmer gesund, leistungsfähig und fit sind, ist eine derartige Begrenzung nicht notwendig.

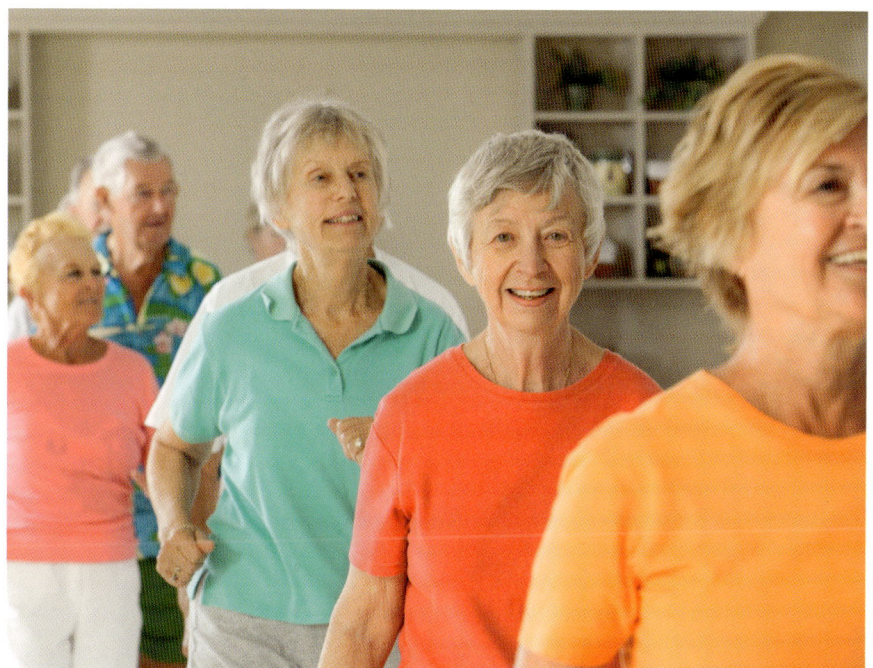

6.6   Zusammenarbeit mit Kooperationspartnern

Aufgrund der demografischen Entwicklung in Deutschland und der damit einhergehenden deutlichen Zunahme an Gehirnerkrankungen wird die Prävention von Demenz
in den kommenden Jahren eine immer größere Bedeutung bekommen. Damit wächst
auch das gesellschaftliche sowie das sozial- und gesundheitspolitische Interesse an
Bewegungsangeboten, die das Risiko, dement zu werden, reduzieren. Deshalb ist es
mit einem speziellen Vereinsangebot „Gehirntraining durch Bewegung" gut möglich,
Kooperationspartner zu finden, die den Verein bei der Einrichtung einer solchen Gruppe
oder bei der Teilnehmerakquise unterstützen.

6.6.1   Kooperation mit Ärzten, Apotheken, Sozialstationen, ambulanten Pflegediensten, kommunalen oder kirchlichen Seniorentreffs

Versuchen Sie, mit möglichst vielen Fachleuten vor Ort zu kooperieren. Wenn Sie ein
Angebot, speziell für ältere Menschen, machen, informieren Sie die Ärzte, die ältere
Menschen behandeln, über das bewegte Gehirntraining im Verein. Bitten Sie den Arzt,
den Apotheker, dass er das Angebot den älteren Patienten empfiehlt, denen eine Förderung der Gehirngesundheit guttut (also allen!). Vielleicht können Sie Werbeplakate zum
Kursbeginn und weiterführende Informationen zum Kurs bzw. zur Gruppe in den War-
tezimmern und den Apotheken aushängen oder auslegen. Nehmen Sie auch Kontakt
zu ambulanten Pflegediensten auf und informieren Sie diese über das Vereinsangebot.
Solange die alten Menschen es noch schaffen, zu Ihnen in den Verein zu kommen,
möglicherweise auch mithilfe der Angehörigen, so lange ist es auch wichtig, diese Menschen zur Bewegung zu motivieren und in die Vereinsgruppe zu integrieren.

Insbesondere durch eine Kooperation mit kommunalen oder kirchlichen Seniorentreffs
oder Seniorenklubs ist es möglich, ältere Menschen anzusprechen und zu motivieren,
die bisher nicht sportlich im Verein aktiv waren. Und die brauchen die Bewegung und
die körperliche Aktivierung zur Förderung der Gehirngesundheit ganz besonders. Hier
gilt es deutlich zu machen, dass Bewegung eine gute Methode ist, um dem Ausbruch
einer demenziellen Erkrankung vorzubeugen.

6.6.2 Krankenkassen

Vereine, die einen Kurs „Gehirntraining durch Bewegung" anbieten, können versuchen, Krankenkassen (zum Beispiel die DAK) als Kooperationspartner zu gewinnen. Zum einen können Krankenkassen helfen, den Kurs zu bewerben, indem sie Aushänge, Plakate oder Flyer in ihren Geschäftsstellen vor Ort aufhängen oder auslegen.

Wenn es sich um einen speziellen Kurs für Neueinsteiger handelt, sind Krankenkassen möglicherweise bereit, den Teilnehmern die Kurskosten zurückzuerstatten. Dies hängt jedoch von der Entscheidung der Krankenkasse vor Ort ab. Deshalb sollten die Vereine am besten vor Beginn eines Kurses Kontakt mit Krankenkassen aufnehmen und über eine solche Kooperation verhandeln. In der Regel ist dies an eine Reihe von Voraussetzungen gebunden. Übungsleiter, die einen solchen „rückerstattungsfähigen" Kurs leiten, müssen über eine Übungsleiterausbildung auf der 2. Lizenzstufe „Prävention" verfügen und sie müssen das Qualitätssiegel Pluspunkt Gesundheit.DTB beantragt und erhalten haben. Darüber hinaus ist das Vorlegen eines Kursmanuals notwendig. Auf der Grundlage der Informationen und der Übungssammlung, die in diesem Buch vorgestellt werden, ist es möglich, eigenständig stichwortartig ein Kursmanual zu erstellen und der Krankenkasse zur Anerkennung vorzulegen. Die Krankenkasse wird dies überprüfen und gegebenenfalls anerkennen. Dann wird diese Kasse bis zu 80 % der Kurskosten zurückerstatten.

6.7   Werbung und Öffentlichkeitsarbeit

Zu den wichtigsten vorbereitenden Überlegungen im Vorfeld zählen der Zeitpunkt des Kurses, die Räumlichkeiten sowie die Bewerbung des Angebots. Beginnen Sie frühzeitig mit der Werbung für das Bewegungsangebot. Sobald die Abstimmung innerhalb des Vereins erfolgt ist, kann man mit der ersten Werbung starten. Definieren Sie genau, was die Teilnehmer erwartet, damit ersparen Sie den Teilnehmern Enttäuschungen und sich selbst ärgerliche Reaktionen der Teilnehmer.

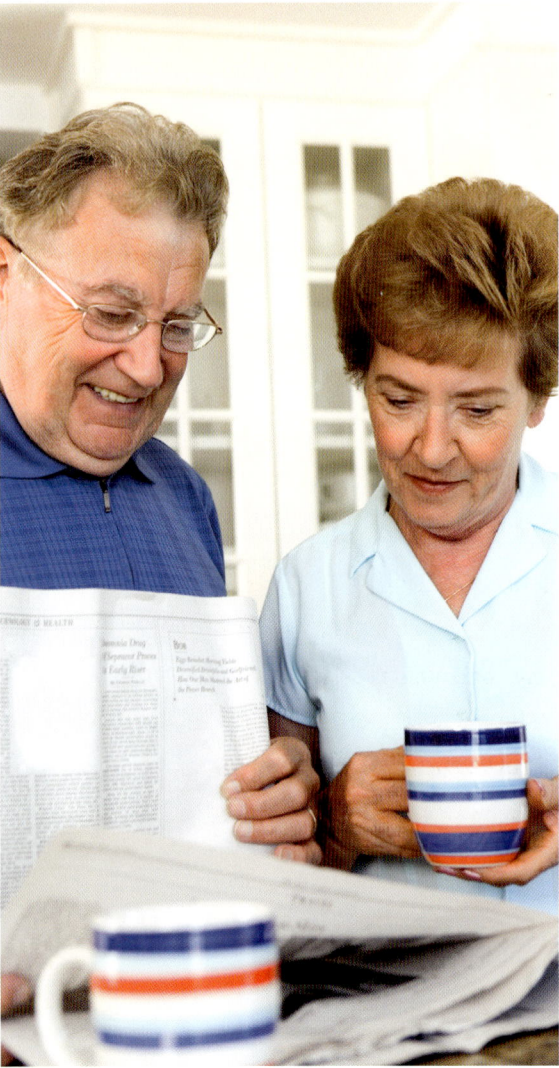

Rechts ein Beispiel für eine Presseinformation, die Sie so oder abgeändert an die regionale Zeitung mit der Bitte um Veröffentlichung senden können:

Fit im Kopf durch Bewegung

Neues Angebot des TV Musterhausen für mehr Konzentration und ein besseres Gedächtnis

Haben Sie das Gefühl, dass Ihr Gedächtnis nicht mehr so gut funktioniert wie in früheren Jahren? Fühlen Sie sich öfter unkonzentriert und geistig träge?

Wissenschaftler haben herausgefunden, dass ein gezieltes Bewegungstraining dazu beitragen kann, die Leistungsfähigkeit des Gehirns bis ins höchste Alter hinein zu erhalten und zu verbessern. Spezielle Bewegungen fördern die Gehirndurchblutung, die Verschaltung der Gehirnzellen und die Bildung von Denknetzwerken.

Außerdem weiß man heute, dass regelmäßige Bewegung das Risiko, im Alter dement zu werden, um 20 % reduziert.

Deshalb bietet der TV Musterhausen einen Kurs „Gehirntraining durch Bewegung" an. Dieser Bewegungskurs richtet sich vor allem an ältere Menschen, die durch ein gezieltes Bewegungstraining ihr Gedächtnis trainieren, die Konzentration verbessern und das Risiko, dement zu werden, reduzieren möchten. Der Kurs „Gehirntraining durch Bewegung" findet ab dem ... immer dienstags von ... bis ... Uhr in der Turnhalle .... statt. Der Kurs kostet ... Euro.

Wenn Sie Fragen haben oder sich gleich anmelden wollen, wenden Sie sich an ..., Telefonnummer ... .

6.8   Trainingshäufigkeit

Prinzipiell gilt: Je häufiger das Gehirn durch ein körperliches Training angeregt wird, umso besser. Im Hinblick auf die Leistungsfähigkeit und die Gesundheit des Gehirns sollten alle Menschen deshalb dazu motiviert werden, sich so häufig wie möglich ausdauernd und vielfältig zu bewegen.

Wissenschaftlich nachgewiesen ist, dass 2-3 Trainingseinheiten mit einer Dauer von 45 (bis 60) min pro Woche ausreichen, um positive Wirkungen auf das Gehirn zu erreichen.

Für die Umsetzung im Verein bedeutet das, dass die Verantwortlichen sich überlegen müssen, wie sie die wichtigen Bestandteile des Trainings, nämlich Koordinationstraining, Ausdauertraining und Dual-Task-Training sowie bei Hochaltrigen das psychomotorische Training, auf die im Verein umsetzbaren Trainingseinheiten verteilen.

Es gibt mehrere verschiedene Möglichkeiten, das Gehirntraining im Verein umzusetzen: So ist es beispielsweise denkbar, 1 x pro Woche eine Stunde ein umfassendes und vielfältiges Koordinationstraining und Dual-Tasking-Training in einem Raum oder einer Halle durchzuführen und in einer zweiten Trainingseinheit das Ausdauertraining draußen, z. B. in Form von Walking, durchzuführen.

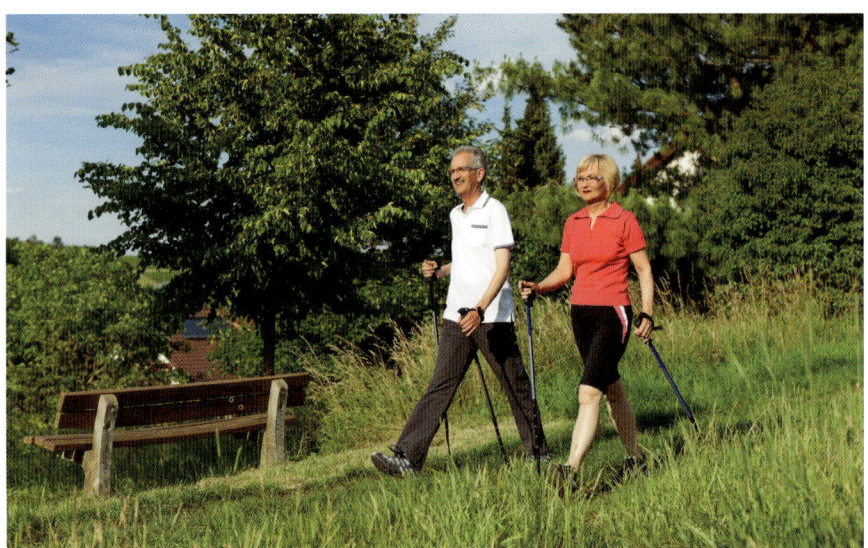

Denkbar ist auch, alle wichtigen notwendigen Bestandteile des Trainings in einer Stunde kompakt mit Übungsleiter in der Halle/in einem Raum anzubieten und die Teilnehmer aufzufordern, zusätzlich eine zweite Trainingseinheit „Ausdauersport" selbst organisiert in einer Gruppe oder allein durchzuführen. Dabei können sich die Teilnehmer auch einem bereits bestehenden Walking-Treff, Lauftreff, einer Nordic-Walking-Gruppe oder Ähnlichem anschließen. Denkbar sind auch gemeinsame Radtouren oder Wanderungen, Gehtraining, Spaziergänge oder Ausdauertraining im Sitzen oder mit Festhalten an der Stuhllehne für Hochaltrige.

Außerdem ist es möglich, zusätzlich eine dritte Trainingseinheit in der Woche in Form von „Hausaufgaben" zu vergeben. Dies kann zum Beispiel in Form von

- Koordinationsübungen, die zu Hause durchgeführt werden,
- selbst organisiertem Walking allein, mit Partner oder in der Gruppe
- sowie in Form von Ausdauerübungen zu Hause (für Hochaltrige)

erfolgen.

6.9   Stundenaufbau

Wenn man eine Stunde „Gehirntraining durch Bewegung" im Verein organisiert und alle wichtigen Inhalte in dieser Stunde unterbringen möchte, wird folgender Stundenaufbau empfohlen:

Empfohlener Stundenaufbau

1. Begrüßen, Ankommen, kurzes Warm-up

2. Koordinationstraining

3. Ausdauertraining

4. Dual-Tasking-Training

5. Stundenausklang

Das **Koordinationstraining** sollte vor dem Ausdauertraining stehen, da diese Form des Trainings hohe Anforderungen an die sensomotorische Regulationsfähigkeit des Körpers stellt. Koordinationsübungen trainieren das Zusammenspiel von Sinneswahrnehmung, Verarbeitung des Nervensystems und muskulärer Antwort. Meistens werden die Meldungen aus den Sinneskanälen über vorgegebene Reflexmuster beantwortet. Es geht darum, über Reflexbögen schnell auf äußere Bewegungsreize zu reagieren. Vor allem ältere Menschen sind durch die komplexen Anforderungen, die dabei an den Körper gestellt werden, schnell erschöpft. Würde man zuerst das Ausdauertraining durchführen, wäre der Körper bereits zu erschöpft für das Koordinationstraining.

Das **Ausdauertraining** sollte nach dem Koordinationstraining erfolgen. Durch das Ausdauertraining wird das Gehirn besonders gut durchblutet, der Gehirnstoffwechsel wird angeregt, die Bildung neuer Gehirnzellen im Hippokampus ebenso. Das Gehirn ist nun besonders aufnahmebereit für neue kognitive Herausforderungen.

Das **Dual-Tasking-Training** kombiniert das Lösen kognitiver Aufgaben mit Koordinationsübungen. Hier kommt es darauf an, geistige Aufgaben zu lösen, während man gleichzeitig eine koordinative Herausforderung meistert. Das Dual-Tasking-Training will eine konkrete Denkleistung des Gehirns verbessern, zum Beispiel das Kurzzeitgedächtnis, die Konzentration, die Aufmerksamkeitslenkung und das Ausschalten von Störquellen.

Wenn das Dual-Tasking-Training nach dem Ausdauertraining stattfindet, darf es koordinativ nicht mehr so herausfordernd gestaltet werden, da die sensomotorischen Systeme durch das Ausdauertraining und das Koordinationstraining bereits erschöpft sind.

Möchte man herausforderndes Dual-Tasking-Training durchführen, bietet es sich an, dieses Training gemeinsam mit dem Koordinationstraining vor dem Ausdauertraining durchzuführen.

ANHANG

1 Literatur

Verwendete Literatur

- Buskies, W. & Boeckh-Behrens, W.-U. (2009). *Fitness-Gesundheits-Training.* Reinbek bei Hamburg: Rowohlt Verlag.

- Deutscher Turner-Bund (Hrsg.). (2010). *Sturzprophylaxe-Training – Gleichgewicht und Kraft trainieren, keine Angst vor Stürzen, Arbeitshilfe für Trainer und Übungsstunden.* Aachen: Meyer und Meyer-Verlag.

- Deutscher Turner-Bund (Hrsg.). (2007).: *Bewegungs- und Gesundheitsförderung für Hochaltrige.* 3. Auflage. Frankfurt: Deutscher Turner-Bund.

- Philippi-Eisenburger, M. (1990). *Bewegungsarbeit mit älteren und alten Menschen.* Schorndorf: Verlag Karl Hofmann.

- Eisenburger, M. (1998). *Aktivieren und Bewegen von älteren Menschen.* Aachen: Meyer & Meyer Verlag.

- Eisenburger, M. (2001). *Psychomotorik im Alten- und Pflegeheim.* Internetzeitschrift http://www.ibp-psychomotorik.de

- Eisenburger, M. (2005). *„Zuerst muss die Seele bewegt werden ..." Psychomotorik im Pflegeheim. Ein theoriegeleitetes Praxisbuch.* Dortmund: Verlag Modernes Lernen.

- Eisenburger, M., Gstöttner, E. & Zak, T. (2008). *In Bewegungsrunden aktivieren. Ideen und Anregungen aus der Psychomotorik.* Hannover: Vincentz Network.

- Oswald, W., Rupprecht, R. & Gunzelmann, T. (1998). Effekte eines einjährigen Gedächtnis-, Kompetenz- und psyhomotorischen Trainings auf Leistungsfähigkeit im höheren Lebensalter. In: A. Kruse (Hrsg.), *Psychosoziale Gerontologie* (S. 94-107). Göttingen: Hogrefe Verlag.

- Regelin, P., Winkler, J., Nieder, F. & Brach, M. (2007). *Fit bis ins hohe Alter. Mobil bleiben. Selbständig sein, Stürze vermeiden.* Aachen: Meyer und Meyer Verlag.

- Schaller, H. & Wernz, P. (2008).: *Koordinationstraining für Senioren.* Aachen: Meyer und Meyer Verlag.

- Tittlbach, S., Henken, T., Lautersack, S. & Bös, K. (2007). Psychomotorische Aktivierung mit Bewohnern eines Altenpflegeheims. *European Journal of Geriatrics, 9* (2), 65-72.

- Voelcker-Rehage, C., Godde, B., & Staudinger, U. M. (2006). Bewegung, körperliche und geistige Mobilität im Alter. *Bundesgesundheitsblatt, 6,* 558-566.

- Voelcker-Rehage, C., Godde, B., Staudinger, U. M. (2010). Cardiovascular and motor fitness are both related to cognition in old age. *European Journal of Neuroscience 31,* 167-176.

Weiterführende Literaturtipps

- Hillman, C. H., Erickson, K. I., & Kramer, A. F. (2008). Be smart, exercise your heart: exercise effects on brain and cognition. *Nature Reviews Neuroscience, 9,* 58-65.

- Jasper, B. M. (1993). *Bewegung fördern. Reihe: Aktives Alter – Gekonnt betreuen und aktivieren.* Hannover: Vincentz Verlag.

- Jasper, B. M. (2002). *Koordination & Gehirnjogging.* Aachen: Meyer & Meyer Verlag.

- Jasper, B. M. (2002). *Buchstabensalat und Bierdeckel-Lauf. 51 unterhaltsame Gruppenspiele für mehr körperliche und geistige Fitness.* Ebersberg: Vless Verlag.

- Jasper, B. M. (2007). *Farbenfroh aktivieren. Mit Rot, Gelb, Blau das Gedächtnis trainieren, die Bewegung fördern.* Hannover: Vincentz Network.

- Jasper, B. M. (2012). *Brainfitness.* Aachen: Meyer & Meyer Verlag, 3. überarbeitete Auflage.

- Jasper, B. M. & Regelin, P. (2009). *Geistig fit & mobil bis ins hohe Alter. Eine Anleitung für Angehörige und Ehrenamtliche.* Stuttgart: Trias Verlag in MVS Medizinverlage.

- Jasper, B. M. (2010). *Brainwalking. Mental fit beim Gehen!* Aachen: Meyer & Meyer Verlag.

- Jasper, B. M. (2012). *Bewegen, Trainieren, Denken. So fördern Sie Heimbewohner optimal.* Hannover: Vincentz Network.

- Kelber-Bretz, W. (2004). *Fingerspiele neu entdecken.* Aachen: Meyer & Meyer Verlag.

2 Bildnachweis

- iStockphoto/Thinkstock (S. 29, 33, 85, 88, 100, 123, 130, 138)

- Hemera/Thinkstock (S. 84, 131 links, Zahnrad-Grafik am Anfang der Kapitel)

- altrendo images/Stockbyte/Thinkstock (S. 116)

- Hemera-Technologies/Getty-Images/AbleStock.com/Thinkstock (S. 131 rechts)

- Huntstock/Thinkstock (S. 133)

- Creatas-Images/Getty-Images/Thinkstock (S. 136)

- großes Bild auf dem Cover: Hemera/Thinkstock

- MRT-Aufnahmen S. 18 (von links nach rechts)
  1) Veränderung der kortikale Aktivierung während einer kognitiven Aufgabe (Flanker Aufgabe) nach 12 Monaten Walkingtraining, Voelcker-Rehage, C., Godde, B. & Staudinger, U. M., Jacobs University Bremen
  2) Einfluss der Fitness auf die kortikale Aktivierung während einer kognitiven Aufgabe (Flanker Aufgabe) Aus: Voelcker-Rehage, C., Godde, B. & Staudinger, U. M. (2010). Cardiovascular and motor fitness are both related to cognition in old age. European Journal of Neuroscience, 31, 167-176.
  3) Kortikale Aktivierung während einer kognitiven Aufgabe (Flanker Aufgabe), Voelcker-Rehage, C., Godde, B. & Staudinger, U. M., Jacobs University Bremen

- alle anderen Fotos: Heiko Wolfraum Fotodesign, www.wolfraum.de

Lektorat: Dr. Irmgard Jaeger
Cover, Layout & Satz: Cornelia Knorr

Unsere Stärken. Ihre Vorteile.

DAK-Spezialisten-Netzwerk	Schnell wieder fit durch individuell und optimal abgestimmte Behandlungsmethoden	✓
Gesundheitsmanagement	Individuelle Betreuung durch DAK-Gesundheitsberater	✓
Zahnmedizin	Kunststoff-Füllungen, Inlays, Implantate, Kronen und Brücken zu Vorzugspreisen von ausgewählten Zahnärzten	✓
Naturheilkunde	Einfach mit der Versichertenkarte zum Vertragspartner	✓
Akupunktur	Kostenübernahme bei Rücken- und Knieschmerzen	✓
Prävention	Fitter werden und gesünder leben mit den exklusiven Online-Coaching-Programmen	✓
Gesundheitsprogramme	Optimale Versorgung von chronisch Kranken durch perfekt aufeinander abgestimmte Behandlungsschritte mit individuellem Behandlungsplan	✓
DAK Wohlfühl-Programm	Reiseangebote zu Top-Konditionen	✓
*gesund***AktivBonus**	Einfach Punkte sammeln und Wunschprämie aussuchen	✓
Individualtarife	Bis zu 600 Euro pro Jahr mit dem Tarif **DAK***pro* **Balance** sparen	✓
Service	TÜV-zertifizierter Kundenservice	✓
Erreichbarkeit	Über 850-mal in Ihrer Nähe oder am Telefon 24 Stunden an 365 Tagen	✓
DAK*Gesundheits***Kompass**	Schnelle Online-Suche von Ärzten, Krankenhäusern, Apotheken u.v.m.	✓
Arzttermin-Service	Wir unterstützen Sie bei der Arztsuche, auf Wunsch vereinbaren wir einen Termin für Sie	✓
Eigene Medizinhotlines	Kindermedizin-, Impf-, Sportmedizin- und Auslandshotline beantworten spezifische Fragen zur Medizin und Versicherung	✓
Pflegeplatzsuche	Individuelle Beratung bei der Suche nach dem besten Pflegeplatz	✓
www.dakfamily.de	Mit attraktiven Angeboten für Familien	✓
Kindervorsorgeuntersuchungen	Kostenlos mit Erinnerungsservice und altersgerechten Tipps	✓
Meine DAK	Rund-um-die-Uhr-Service und Online-Counter	✓
Kundenmagazine	Mit wertvollen Tipps rund um Gesundheit, Wohlbefinden und Krankenversicherung	✓
DAK*Zusatz***Schutz**	Private Extras zu exklusiv günstigen Beiträgen	✓

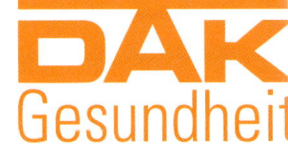